外科护理学
实训与学习指导

主编 李馨 王福安

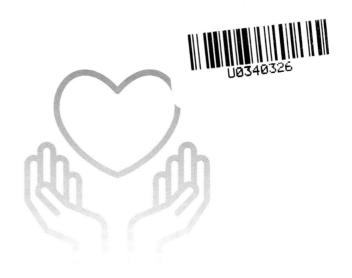

郑州大学出版社

图书在版编目(CIP)数据

外科护理学实训与学习指导 / 李馨，王福安主编. — 郑州：郑州大学出版社，2022. 8(2023. 12 重印)

护理学实践能力训练教程

ISBN 978-7-5645-8805-2

Ⅰ. ①外⋯　Ⅱ. ①李⋯②王⋯　Ⅲ. ①外科学 – 护理学 – 教学参考资料

Ⅳ. ①R473.6

中国版本图书馆 CIP 数据核字(2022)第 103461 号

外科护理学实训与学习指导

WAIKE HULIXUE SHIXUN YU XUEXI ZHIDAO

策划编辑	陈文静	封面设计	苏永生
责任编辑	薛　晗	版式设计	凌　青
责任校对	张彦勤　金玉聪	责任监制	李瑞卿

出版发行	郑州大学出版社	地　　址	郑州市大学路 40 号(450052)
出版人	孙保营	网　　址	http://www.zzup.cn
经　销	全国新华书店	发行电话	0371-66966070
印　刷	辉县市伟业印务有限公司		
开　本	787 mm×1 092 mm　1 / 16		
印　张	9	字　　数	215 千字
版　次	2022 年 8 月第 1 版	印　　次	2023 年 12 月第 2 次印刷
书　号	ISBN 978-7-5645-8805-2	定　　价	29.00 元

编委会

主　审　张松勤　马陶霞

主　编　李　馨　王福安

副主编　余小柱

编　者　(以姓氏笔画排序)

王福安　刘　晓　李　馨

李凯歌　余小柱　岳梦琳

第二部分

创伤护理技术

实训一

清　创

【情景导入】

患者男,35 岁。以"右手小指外伤 2 h"为主诉入院。患者于 2 h 前,在自家修理汽车时砸伤右手小指,伤后即感右手小指持续性锐痛,活动时加剧,伴活动受限,局部肿胀,小指两侧贯通伤,伴大量出血,被家人急送入院。既往体健,否认肝炎、结核等病史,否认外伤、手术及输血史,否认药物过敏及其他特殊物品过敏史,否认特殊家族遗传病史,否认疫区、疫水接触史。

体格检查:T 36.8 ℃,P 84 次/min,R 20 次/min,BP 122/78 mmHg。神志清楚,发育正常,营养良好,急性痛苦面容,完善清创术前相关检查。

遵医嘱,请你协助医生为患者完成清创。

【实训目的】

1. 能够说出清创的目的。

2. 能够描述清创的步骤、方法。

3. 能够复述清创的时机、适应证与注意事项。

4. 具有爱伤观念,做好人文关怀。

【护理评估】

1. 健康史:患者的外伤史、既往史和一般情况等。

2. 身体状况:患者的伤口部位、大小、形状,伤口局部有无神经、血管、肌腱和骨损伤,有无活动性出血等。

3. 心理-社会状况:患者对突受创伤打击的心理承受程度以及心理变化,有无紧张、恐惧或焦虑等,了解患者对创伤的认知程度及对治疗的信心。

【实施操作】

1. 操作流程见表 2-1。

表 2-1　清创的操作流程

简要流程	操作要点
自身准备	1. 素质要求　着装整洁,语言柔和,举止端庄
	2. 核对(两人)　执行单及医嘱,签名

续表2-1

简要流程	操作要点
评估	1.病情 患者病情、受伤部位等
	2.患者情况 患者年龄、全身情况,能否接受手术等
	3.局部 伤口部位、大小、污染度,骨关节是否外露,神经、肌肉、血管损伤情况
操作前准备	1.环境 环境干净整洁,操作前半小时停止一切清扫工作
	2.护士 洗手,戴口罩
	3.用物 无菌手套、备皮刀、3%过氧化氢溶液、生理盐水、利多卡因、注射器、无菌纱布、棉球、手术剪、镊子、血管钳、手术单、缝针、缝线、棉签、胶布、弯盘、无菌巾、肥皂水
操作过程	1.核对解释 核对患者姓名、床号和腕带信息,说明操作的目的、操作过程及操作过程中可能出现的不适,使患者能积极配合 清创的目的:使污染伤口转变成或接近于清洁伤口,争取达到一期愈合
	2.环境准备 关闭门窗,环境干净整洁
	3.术前准备 (1)清创前详细检查患者全身情况,考虑能否接受手术,如有休克或其他部位严重损伤(如颅骨、胸部损伤)都应及时有效处理后再做清创 (2)对局部进行初步检查,了解伤口部位、大小、污染度,骨关节是否外露,神经、肌肉、血管损伤等情况 (3)伤口内疑有金属异物或骨折时,术前均应做X射线检查 (4)四肢远端清创,术前可加用止血带,并记录时间,持续1 h以上应松解止血带2~5 min (5)做好输液、输血准备 (6)伤口及其周围皮肤剃毛消毒,轻伤在麻醉前准备,重伤在麻醉后进行(根据损伤部位和程度选择麻醉方式)
	4.清创 (1)清洗伤口去污:①用无菌纱布覆盖伤口,用肥皂水清洗伤口周围皮肤,剃除伤口周围毛发,去除污垢等。②再以无菌生理盐水洗净皮肤,去除伤口敷料。③分别用生理盐水、3%过氧化氢溶液反复交替冲洗伤口。④用无菌纱布擦干伤口周围皮肤 (2)伤口的处理:①麻醉后,更换无菌手套后常规消毒,铺无菌巾。②仔细检查伤口后,清除血凝块和异物。③切除失活组织和明显挫伤的创缘组织(皮肤和皮下组织等),修剪出较整齐的健康组织伤口和边缘。④术中注意严格止血。⑤再次用无菌生理盐水和3%过氧化氢溶液反复冲洗伤口 (3)缝合伤口:①更换手术单、器械和术者手套,重新消毒铺巾。②伤口内彻底止血,按组织层次缝合创缘。③根据清理后的伤口情况,酌情放置各种引流物,如引流条、引流管等,以促使渗出物排出,减少毒素吸收,控制感染,促进肉芽组织生长,污染严重或留有无效腔时应留置引流物或延期缝合皮肤 (4)包扎伤口:①无菌纱布覆盖伤口。②胶布固定,包扎时注意松紧适宜
	5.健康教育 (1)普及安全知识,加强安全防护意识,避免受伤。一旦受伤,无论是开放性损伤或闭合性损伤,都要及时就诊,接受正确处理,以免延误救治 (2)伤后恢复期加强功能锻炼,促进机体功能恢复,防止肌肉萎缩和关节僵硬等并发症的发生

续表2-1

简要流程	操作要点
操作后	1.安置患者　整理床单位,协助患者取舒适体位
	2.用物处理　整理用物,分类放置
	3.洗手记录
	(1)洗手:洗手、摘口罩
	(2)记录:记录时间和伤口情况

2.注意事项　清创是对新鲜开放性伤口进行清洗去污、消除血块和异物、切除失去生机的组织、缝合伤口,使之尽量减少污染,甚至变成清洁伤口,争取达到一期愈合。清创是外科基本操作,伤口初期处理的好坏对伤口愈合、受伤部位组织的功能和形态的恢复起决定性作用,应予以重视。

(1)妥善护理伤口

1)开放性损伤:根据伤口情况选择不同的处理方法。

清洁伤口:常见于无菌手术切口,消毒后可以直接缝合。

污染伤口:指有细菌污染但尚未构成感染的伤口。开放性创伤早期污染伤口,采用清创术,对伤口进行清洗、扩创、直接缝合或延期缝合。清创时间越早越好,伤后6~8 h是最佳时间,此时清创一般可达到一期缝合。若伤口污染较重或超过8~12 h处理,但尚未发生明显感染,清创后伤口放置引流条并行延期缝合。缝合后消毒皮肤,外加包扎,必要时固定制动。注意观察伤口有无出血、感染征象,引流是否通畅,肢端循环情况,定时更换伤口敷料。如果伤口已感染,则拆除缝线按感染伤口处理。严格地讲,清洁伤口很少,临床上的意外伤口难免有不同程度的污染,如污染严重、细菌量多且毒力强,8 h后即可变为感染伤口。头面部伤口局部血运良好,伤后12 h仍可行清创术。

感染伤口:指开放性伤口污染严重或较长时间未得到处理,已发生感染的伤口。此时要先引流,用等渗盐水或呋喃西林等药液纱条敷在伤口内引流脓液,再换药,其目的是清除伤口的分泌物、坏死组织和脓液,保持引流通畅,控制感染,改善肉芽组织状态,减少瘢痕形成。

2)闭合性损伤:软组织损伤,抬高或平放受伤肢体;12 h内予以局部冷敷,以减少局部组织的出血和肿胀。伤后12 h起改用理疗、服用云南白药等,以促进血肿和炎症的吸收。注意观察皮下出血及血肿的变化情况,局部如有血肿形成时可加压包扎。伤情稳定后鼓励患者早期活动,指导患者功能锻炼。

(2)并发症的护理:严重创伤后,由于组织或器官损伤,局部或全身器官功能和代谢紊乱,易发生并发症,需要严密观察,采取措施预防和处理。

1)伤口感染:多见于开放性损伤患者。若伤口出现红、肿、热、痛或已减轻的疼痛加重,体温升高、脉速、血白细胞计数增高等,表明伤口已感染。遵医嘱使用抗生素,加强换药。

2)挤压综合征:凡四肢或躯干肌肉丰富的部位受到重物长时间挤压致肌肉组织缺血性坏死,继而引起肌红蛋白血症、高钾血症和急性肾衰竭为特点的全身性改变,称为挤压综合征,又称为 Bywaters 综合征。当局部压力解除后,患者出现肢体肿胀、压痛、肢体主动活动及被动牵拉活动引起疼痛、皮肤温度下降、感觉异常、弹性减弱,在 24 h 内出现茶色尿或血尿等改变,提示可能发生挤压综合征,应及时报告医师并配合处理。①早期患肢禁止抬高、按摩及热敷;②切开减压,清除坏死组织;③遵医嘱应用碳酸氢钠及利尿剂,防止肌红蛋白阻塞肾小管;④对行腹膜透析或血液透析治疗的肾衰竭患者做好相应护理。

3)休克:早期常为失血性休克,晚期因感染可出现脓毒症休克。

4)应激性溃疡:多见于胃、十二指肠,小肠和食管也可能发生。

5)凝血功能障碍:由于凝血物质消耗、缺乏,抗凝系统活跃,患者常表现出出血倾向。凝血功能障碍、低体温和酸中毒被称为"死亡三联征",是导致重症创伤死亡的重要原因。

6)器官功能障碍:大量的坏死组织,可造成机体严重而持久的炎症反应,加之休克、应激、免疫功能紊乱,易并发急性肾衰竭、急性呼吸窘迫综合征、心脏和肝功能损害等。

7)创伤后应激障碍:经历创伤事件后,延迟出现或长期持续的精神障碍。表现为反复重现创伤性体验,持续性回避、焦虑和警觉水平增高等,可采取心理干预、家庭治疗和药物治疗等。

(3)心理护理:创伤往往突发,不仅对患者造成身体上的伤害,同时也对其心理造成创伤,尤其是一些严重创伤影响到患者的外观和机体功能,患者会出现焦虑、恐惧、抑郁或愤恨心理。为患者提供细致的生活照顾、有效的医患沟通、身心放松训练,动员社会支持等,有助于减轻其焦虑、恐惧及抑郁情绪,增强治疗信心。

【操作测评】

清创的评分标准见表 2-2。

表 2-2　清创的评分标准

项目		自评、互评、师评要点	评分	得分
自身准备 (4分)		(1)着装整齐,戴口罩、帽子、手套	1	
		(2)举止大方,不佩戴饰物,不涂指甲油,修剪指甲	1	
		(3)核对(两人)执行单及医嘱	2	
评估 (9分)		(1)患者病情、受伤部位等	3	
		(2)患者年龄、全身情况,能否接受手术等	3	
		(3)伤口部位、大小、污染度,骨关节是否外露,神经、肌肉、血管损伤情况	3	
操作前准备 (7分)	环境	关闭门窗,环境干净整洁	2	
	护士	洗手、戴口罩正确	2	
	用物	用物准备齐全、准确	3	

续表 2-2

项目			自评、互评、师评要点	评分	得分
操作过程 (66分)	核对解释 (2分)		再次核对,目的、方法解释正确	2	
	环境 (2分)		(1)环境清洁,温度、湿度适宜	1	
			(2)注意保护患者隐私	1	
	清创准备 (2分)		将治疗车推至患者床旁	2	
	清创 (60分)		向患者解释以取得配合,根据病情选择合适体位,充分暴露伤口	3	
		清洗伤口去污	(1)纱布覆盖伤口正确	4	
			(2)清理伤口周围皮肤正确	4	
			(3)冲洗伤口、擦干伤口周围皮肤正确	4	
		伤口的处理	(1)麻醉后更换手套正确	4	
			(2)消毒、铺无菌巾正确	3	
			(3)清除血凝块和异物正确	4	
			(4)切除失去活力的组织正确	4	
			(5)伤口内彻底止血正确	4	
			(6)反复冲洗伤口正确	4	
		缝合伤口	(1)更换手术单、器械和手术者手套正确	3	
			(2)重新消毒正确	3	
			(3)铺巾方法正确	3	
			(4)缝合创缘正确	4	
		包扎伤口	(1)覆盖纱布正确	3	
			(2)胶布固定正确	3	
			健康教育正确	3	
操作后(8分)			(1)妥善安置患者	2	
			(2)用物处理恰当	2	
			(3)洗手、摘口罩正确	2	
			(4)记录方法准确	2	
评价 (6分)			(1)注意保护患者安全、心理护理和职业防护,注重人文关怀和有效沟通	2	
			(2)动作轻巧、准确,护士操作熟练、规范	2	
			(3)用物处理符合要求	2	

续表 2-2

项目	自评、互评、师评要点	评分	得分
关键缺陷	违反无菌操作原则		
总分		100	

【测一测】

1. 属于清创缝合禁忌证的是

  A. 开放性伤口   B. 闭合性伤口   C. 新鲜创伤伤口

  D. 化脓感染伤口   E. 轻度污染的伤口

2. 清创缝合术前须消毒

  A. 1 次   B. 2 次   C. 3 次

  D. 4 次   E. 5 次

3. 不属于清创目的的是

  A. 鉴定损伤程度,便于索赔

  B. 最大限度地减少伤口污染

  C. 最大限度地保留受伤组织

  D. 为组织愈合创造条件

  E. 受伤组织逐渐修复

4. 患者男,31 岁。头面部发生爆炸伤,急需行清创缝合术,清创过程中不正确的操作是

  A. 去除异物及坏死组织

  B. 伤后 6 ~ 8 h 内清创

  C. 若伤口污染重清创后可延期缝合

  D. 受伤超过 12 h,不宜清创缝合

  E. 闭合伤口 12 h 内予以局部冷敷

【知识拓展】

清创术发展简史

1. 法国的 Guy de Chauliac 1363 年主张清创并扩大伤口以促进引流。法国的 Gersdorff 1517 年创制一种钳子,可以去除伤口内枪弹和异物。

2. 法国著名军医 Ambroise Pare 1579 年发表文章,总结了他 40 年的经验,告诫外科医师必须清除伤口内所有异物,否则伤口不能愈合,还应切开深筋膜,扩大伤口以利脓液的引流。

3. 18 世纪末,清创术在法国已经普遍使用,Petit 还主张扩大伤口直至伤口深处。

4. 1792 年,法国医生 Percy 建议用小刀切开伤口以消除积液和肿胀,还可防止因出血和化脓而加重组织坏死。对污染伤口进行清创的完整概念应归功于法国慈善医院外科主任 Pierre Joseph Desault,他主张用刀修整挫灭创缘,切除所有失活组织和异物。

5.1877 年,俄国军医 Carl Reyher 发现应用抗菌剂与早期清创患者的死亡率为 10.5%,而延期手术患者死亡率为 62.9%。1878 年,他阐明清创术和抗菌剂可显著降低死亡率和截肢率。他主张清创后的伤口仅用敷料填塞,任其肉芽组织逐步生长而伤口闭合,不做延期缝合。他的早期清创的正确主张直至第一次世界大战时才被人们所认识。

6.1898 年,德国的 Friederic 通过动物实验证实污染伤口进行清创的最有效的时限为伤后 6 h。他还证明切除坏死肌肉组织的重要性,伤口内存留坏死组织将加重感染,他的文章引起广泛注意,使早期清创的重要性有了科学实验的支持。

7.1916 年,法国的 Tuffier 在国际学术会议上发表延期缝合的论文,受到广泛赞同。

8.1917 年,协约国《战伤治疗原则》会议上确定切除坏死组织,去除异物,伤口敞开,不加缝闭。初期缝合只适用于 8 h 内的伤口。后来学者们都主张开放性骨折和战肢伤口一般不宜初期缝合,确定了战伤伤口的处理原则。

(李凯歌)

换　药

【情景导入】

患者男,24 岁。右大腿外伤后 3 d。3 d 前行清创缝合术。查体:右大腿伤口 3 cm,对位对线尚可,肉芽组织生长良好,未见红肿,未见明显渗出。

遵医嘱,请你为患者更换敷料(换药)。

【实训目的】

1.能够复述换药的目的。

2.能够正确进行换药,熟练掌握步骤和方法。

3.能够阐述换药的时间、适应证与注意事项。

4.能够分辨各类伤口并遵循正确的处理原则。

5.具有爱伤观念,做好人文关怀。

【护理评估】

1.健康史:患者的受伤史和一般情况。

2.身体状况:患者的全身情况、伤口部位有无感染、外观情况、周围皮肤和渗液情况。

3.心理-社会状况:患者知晓病情,能够理解和配合。

【实施操作】

1.操作流程见表2-3。

表 2-3　换药的操作流程

简要流程	操作要点
自身准备	1.素质要求　仪表端庄,衣帽整齐,语言柔和,举止大方
	2.核对(两人)　执行单及医嘱,签名
评估	1.病情　意识状况、心理状态、合作程度等
	2.治疗情况　清创史、换药史
	3.局部　换药部位,伤口的大小、深浅、外观情况,伤口类型

续表 2-3

简要流程	操作要点
操作前准备	1. 环境 操作前半小时停止一切清扫工作,最好能在换药室进行
	2. 护士 洗手,戴口罩,修剪指甲
	3. 用物 换药包(无菌治疗碗 2 个,弯盘 1 个,无齿镊和有齿镊各 1 把),剪刀 1 把、碘伏、盐水、敷料(碘伏棉球 2~3 个、盐水棉球 2~3 个、纱布 2~3 块)、引流条(管)、胶布、一次性治疗巾、治疗盘、快速手消毒剂、橡胶手套、垃圾桶等。检查无菌换药包是否合格,灭菌是否达标,无菌镊子夹取碘伏棉球、无菌生理盐水棉球放入无菌治疗碗,将用物合理摆放在换药车上
操作过程	1. 核对解释 核对患者床号、姓名和腕带信息、换药部位,说明换药的目的和意义、操作过程及操作过程中可能出现的不适,消除患者的恐惧心理,使患者能积极配合换药的目的:动态观察伤口变化;去除坏死组织;保持引流通畅;清洁伤口,控制局部感染;促进肉芽组织健康生长,利于伤口愈合或为植皮做好准备
	2. 环境准备 (1)环境清洁,室内温度和光线适宜 (2)注意保护患者隐私
	3. 换药准备 将换药车推至患者床旁,再次核对患者的床号、姓名,评估患者
	4. 换药 (1)暴露伤口:根据操作需要安置体位及肢体,暴露伤口所在的部位,遮挡其他部位。铺治疗巾于伤口下方,置弯盘于适宜处 (2)移除胶布:用手由外侧向伤口方向揭去胶布,切勿生拉硬扯 (3)移除外层敷料:用手揭下外层敷料,方向与伤口纵轴平行 (4)洗手,戴手套 (5)移除内层敷料:用镊子沿伤口长轴方向揭去内层敷料(若粘连较紧,应先用生理盐水浸湿软化后再揭去,以免损伤肉芽组织或引起伤口出血)。评估患者伤口疼痛及敷料渗液情况 (6)伤口周围消毒:双手执镊操作,左手持镊子取碘伏棉球,交由右手的操作镊,由内向外消毒伤口周围(两把镊子不得交叉使用或接触,保持两把镊子尖端朝下,无菌镊高于操作镊,污染伤口由外向内消毒)。注意:消毒范围大于伤口 3~5 cm(第一次大于第二次)。勿使碘伏流入伤口引起疼痛和损伤组织 (7)伤口消毒:用左手的无菌镊取治疗碗内的无菌生理盐水棉球,从上方传给右手镊子,蘸去伤口内分泌物。再次消毒周围皮肤一遍 (8)放置敷料:覆盖无菌干纱布,其面积、厚度视伤口大小、渗液情况及不同部位而定。最内层的纱布放置,光面朝皮肤,最外层的纱布光面朝外。覆盖纱布的长度应超过切口长轴边缘外 3~5 cm,以达隔离作用。厚度约 8 层 (9)胶布粘贴:与长轴垂直,间距均匀,牢固美观 (10)撤除用物:撤去弯盘和治疗巾,脱手套,再次核对患者信息
	5. 健康教育 告知患者保护患处,不要沾水,预约下次换药的时间

续表2-3

简要流程	操作要点
操作后	1.安置患者　整理床单位,协助患者取舒适体位
	2.用物处理　整理用物,分类放置
	3.洗手记录
	(1)洗手:洗手、摘口罩
	(2)记录:换药时间等

2.注意事项

(1)换药原则

1)严格执行无菌操作原则:①规范操作。凡接触伤口的物品,均需要无菌;换药过程中左右手的镊子不能互相接触,防止污染及交叉感染;揭去的敷料及其他物品应污染面朝上放入弯盘内;已用过的镊子要放置妥当;污染的敷料须集中放入弯盘内,然后倒入黄色感染性医疗废弃物桶内,不能随便丢弃;特殊感染的敷料要焚烧。②换药顺序。先换清洁伤口,再换污染伤口,后换感染伤口,最后换需要消毒隔离的伤口。对特异性感染伤口,如产气荚膜杆菌、破伤风杆菌、炭疽杆菌、铜绿假单胞菌感染等应严格执行隔离技术,指定专人负责伤口处理,除必要物品外,不得带入其他物品,用过的器械及换下的敷料要进行专门的特殊处理,工作人员要刷洗双手并浸泡消毒。③换药时尽量避开晨间护理、患者进餐、午睡和来客探视时;当天参与手术者,术前不宜行感染伤口的换药。

2)换药次数:按伤口情况和分泌物多少而定。间隔时间过短因反复刺激伤口会损伤新生上皮和肉芽组织,影响伤口愈合,同时增加患者痛苦。一期愈合的伤口一般在术后2～3 d更换敷料1次,至伤口愈合或拆线时,再度换药;肉芽组织生长健康,分泌物少的伤口,每日或隔日更换1次;放置引流的伤口,渗出较多时应及时更换;脓肿切开引流次日可不换药;分泌物多、感染严重的伤口,应增加换药次数,每1～2 d换药1次,必要时可随时更换,保持外层敷料不被分泌物浸湿。

3)设立专一的换药室进行一般伤口的换药。

4)换药操作者应当稳、准、轻,禁忌动作过粗过大,换药前后认真洗手。

(2)引流物的使用和拔除:引流物是为引流积液、积血,预防感染而放置的。引流物有盐水纱条、橡皮片、橡胶管、T管、负压引流等。放置引流的伤口多为污染伤口或易出血伤口,其目的是防止深部化脓性感染。

1)橡皮片、橡皮管引流,一般在术后24～48 h拔除。取出前若渗出过多,应随时更换湿透的外层敷料。

2)特殊引流,如T管引流,在胆囊造瘘、膀胱造瘘、肠造瘘等,一般术后2～3周拔管,拔管前做夹管试验2～3 d。

3)通过腹腔的引流管,需要周围形成粘连后拔除,一般需8～9 d。

4)负压引流,对于手术后局部无效腔大,有出血或感染倾向而放置的负压引流,拔除时间要依引流物的多少而定。多在术后24 h拔除,也可视引流物情况推迟3～5 d。拔管前注意解除负压。

5)换药时要注意引流物是否通畅,拔除引流条时应缓慢向外牵动,慎防被拉断。

6)伤口长期不愈者,应检查原因,排除异物存留、结核分枝杆菌感染、引流不畅以及线头、死骨等,并核对引流物的数目是否正确。

(3)拆线时间:头颈面部 3~5 d,胸、腹、背、臀部 7~9 d,四肢 7~10 d,手足背 10~12 d,足底半个月或更长,张力缝线 14~16 d。

贫血明显、营养不良、老年、体弱、多病、切口过大等可延期或间断拆线。有感染者可提前几天。

(4)液体的选择

1)乙醇:常用的皮肤消毒剂,75% 的乙醇用于灭菌消毒;50% 的乙醇用于防压疮;20%~50% 的乙醇用于高热患者的物理降温。

对于表皮完整的伤口,经典的消毒方法是 2% 碘酒消毒 2 遍、酒精消毒 3 遍并脱碘消毒。脱脂能够更好地固定细菌的蛋白。而在皮脂腺丰富的地方更具穿透力,所以会应用在头皮的伤口周围。但有刺激性,故开放伤口不能应用。

2)安尔碘:安尔碘与碘伏不同,其成分包括有效碘、醋酸氯己定和乙醇。常用于口腔炎症的消毒杀菌、伤口与疖肿消毒,肌内注射前皮肤消毒,还适用于伤口换药及瓶盖等的消毒。

3)盐水:适用于伤口的洗涤、湿敷和冲洗。一般用在血供丰富、伤口分泌物较多、感觉敏锐的黏膜,感染广泛或不平整的伤口。也可冲洗去除杂质和感染物。

4)高渗盐水:用于伤口水肿较重时。伤口局部肿胀未愈,而能够达到局部脱水作用。高渗盐水加凡士林纱布可刺激肉芽生长,常用于没有一期愈合的伤口,或感染伤口清创彻底后应用。

5)过氧化氢:清洗创伤、溃疡、脓窦,松解坏死组织,去除黏附的敷料。与组织酶相遇分解出游离氧,通过氧化细菌体内活性基团而发挥杀菌作用,控制厌氧菌生长。

【操作测评】

换药的评分标准见表2-4。

表2-4 换药的评分标准

项目		自评、互评、师评要点	评分	得分
自身准备 (9分)		(1)着装整齐	2	
		(2)仪表、举止、语言、态度合适	4	
		(3)核对(两人)执行单及医嘱	3	
评估 (8分)		(1)核对,解释准确	2	
		(2)患者的意识状况、伤口情况、心理状况和合作程度	6	
操作前准备 (7分)	环境	操作前半小时停止一切清扫工作	2	
	护士	洗手、戴口罩正确	2	
	用物	用物准备齐全、准确	3	

续表2-4

项目		自评、互评、师评要点	评分	得分
操作过程 (58分)	核对解释 (3分)	再次核对,目的、方法解释正确	3	
	环境 (2分)	(1)环境清洁,温度、湿度适宜	1	
		(2)注意保护患者隐私	1	
	换药准备 (2分)	将换药车推至患者床旁,核对患者姓名,评估患者	2	
	换药 (51分)	(1)暴露伤口正确	3	
		(2)移除胶布正确	7	
		(3)移除外层敷料正确	7	
		(4)洗手、戴手套正确	7	
		(5)移除内层敷料正确	7	
		(6)伤口周围消毒正确	7	
		(7)伤口消毒正确	7	
		(8)放置敷料正确	2	
		(9)胶布粘贴正确	2	
		(10)撤除用物正确	2	
操作后(8分)		(1)妥善安置患者	2	
		(2)用物处理恰当	2	
		(3)洗手、摘口罩正确	2	
		(4)记录方法准确	2	
评价 (10分)		(1)注意保护患者安全、心理护理和职业防护,注重人文关怀和有效沟通	3	
		(2)动作轻巧、稳重、准确,护士操作熟练,镊子使用规范	3	
		(3)用物处理符合要求	2	
		(4)操作时间<6 min	2	
关键缺陷		违反无菌操作原则		
总分			100	

【测一测】

1. 正常无菌手术后第1次换药时间是

  A. 当天　　　　　　B. 第2天　　　　　　C. 第3~5天

  D. 第7天　　　　　　E. 第10天

2. 敷料覆盖伤口应超过边缘

A. 1 ~ 2 cm   B. 2 ~ 3 cm   C. 3 ~ 5 cm

D. 5 ~ 7 cm   E. 7 ~ 10 cm

3. 换药用过的器械处理应

     A. 先灭菌后清洗   B. 先清洗后灭菌   C. 先浸泡消毒后清洗

     D. 先清洗后浸泡消毒再灭菌   E. 先浸泡消毒后清洗再灭菌

4. 为防止交叉感染,应首先换药的是

     A. 压疮伤口   B. 下肢慢性溃疡   C. 脓肿切开引流术

     D. 清创缝合后拆线   E. 下肢开放性损伤

5. 足外伤后 8 h,伤口污染尚无感染症状,其处理方法是

     A. 单纯换药   B. 只清创不缝合   C. 伤口药物湿敷

     D. 清创后一期缝合   E. 清洗伤口放置引流

6. 一期缝合的伤口术后换药时间为

     A. 每天换药 1 次   B. 每周换药 1 次   C. 2 ~ 3 d 换药 1 次

     D. 3 ~ 4 d 换药 1 次   E. 4 ~ 5 d 换药 1 次

7. 面颊部开性损伤后 20 h 就诊,局部处理应

     A. 伤口不清创   B. 止血后缝合   C. 清创后延期缝合

     D. 清创后一期缝合   E. 清创后不予缝合

8. 患者女,56 岁。阑尾炎手术 3 d 后需伤口换药,换药时不正确的操作是

     A. 内层敷料用镊子揭除

     B. 双镊操作,一把接触伤口

     C. 外层无污染敷料用镊子揭除

     D. 无污染的伤口表面敷料可用手揭除

     E. 敷料与伤口粘连,宜浸湿后再揭除

9. 患者男,72 岁。行胃大部分切除术,术后切口红肿,有硬结和压痛,但未化脓,经换药后愈合。此患者切口的愈合应属于

     A. Ⅱ类甲级愈合   B. Ⅱ类乙级愈合   C. Ⅱ类丙级愈合

     D. Ⅰ类甲级愈合   E. Ⅲ类乙级愈合

10. 患者女,54 岁。左大腿烫伤 1 个月,面积约 5%,伤口敷料呈绿色,有臭味,整个伤口呈肉芽水肿状态,肉芽组织高低不平。应考虑哪种细菌感染? 如何处理伤口?

【知识拓展】

1. 胶布固定技巧

(1)胶布固定时应考虑患者的过敏史、全身状况、伤口部位特征、胶布黏着时间、是否需要加压止血等,以不引起皮肤张力或牵拉力的方法放置胶布,通常第一条胶布固定敷料最上方,长度以一半粘住敷料,另一半粘住两侧皮肤为宜,不可过短过长,粘贴时先固定敷料的中间,再分别粘住两边;第二条胶布固定敷料中部;第三条胶布固定最下方。胶布长度一般为敷料宽度的 2.0 ~ 2.5 倍。

(2)胶布固定时注意必须与躯体肌肉运动呈相反的方向,如躯体关节位,不能顺躯体长轴固定,必须顺横轴方向固定。

（3）移去胶布时必须顺毛发、由外侧向敷料方向，一手轻拉，一手保护皮肤，再轻柔地平行揭去胶布，严禁垂直提拉胶布；如果胶布不易揭开，可先湿润胶布，软化后再慢慢揭除。

2.伤口敷料的发展史　18世纪以前，多半使用自然物品覆盖敷料。18世纪末，开始开展细菌学研究，为避免细菌感染，常使用干敷料保持伤口干燥，这是干燥伤口愈合观念的开始。1962年，伦敦大学的Winter博士首先用动物实验（猪）证实，湿性环境的伤口愈合比干性环境愈合快。1963年，Hinman进行人体研究，证实湿性愈合的科学性。1983年，发现湿润环境下自体溶解过程增加，溶解坏死组织。2000年8月，美国食品药品监督管理局在《创面医疗用品（外用药和敷料）的行业指南》中特别强调，保持伤口的湿润环境是标准的处理方法。目前认为理想的敷料应满足生物学、患者和医务人员及管理人员三大方面的需要。

自体溶解清创是指坏死组织被伤口渗液水化，释放出组织细胞自身的纤维蛋白溶解酶及其他蛋白溶解酶和伤口渗液中的白细胞一起水解坏死组织，达到清创的目的。

湿性伤口愈合是指湿性环境在闭合性或半密闭敷料下面形成，在闭合性敷料下面，局部的微环境常形成低氧张力，导致成纤维细胞生长速度最快，并刺激巨噬细胞释放多种生长因子，加速血管形成，利于肉芽组织的生长，便于皮肤细胞的分裂，从而促使伤口完整愈合。

（李　馨）

实训三 外伤包扎

一、止血带止血

【情景导入】

患者男,47岁。车祸中右前臂遭车轮碾压,急诊入院。查体:患者意识清楚,神情紧张,生命体征平稳,前臂出血迅速浸湿衣袖。

请你使用止血带对患者前臂进行止血。

【实训目的】

1. 能够熟练使用止血带止血。

2. 能够临危不乱,快速准确地开展急救。

3. 具有爱伤观念,做好人文关怀。

【护理评估】

1. 健康史:患者的一般情况和受伤史。

2. 身体状况:患者的患肢情况、有无其他部位的损伤。

3. 心理-社会状况:患者的心理状态和合作程度。

【实施操作】

1. 操作流程见表2-5。

表2-5　止血带止血的操作流程(前臂出血)

简要流程	操作要点
自身准备	1. 素质要求　仪表端庄、衣帽整齐,语言柔和,淡定从容
	2. 核对(两人)　执行单及医嘱,签名
评估	1. 全身　患者病情及生命体征、意识状况、心理状态、合作程度等
	2. 局部　患肢伤情和有无其他部位的损伤等
操作前准备	1. 环境　安全
	2. 护士　洗手,戴口罩
	3. 用物　橡皮止血带(或绷带、三角巾、布条代替)、棉垫(或敷料、毛巾代替)

续表2-5

简要流程	操作要点
操作过程	1. 取得配合　向患者解释操作目的,取得患者配合,缓解患者焦虑情绪
	止血带止血的目的:控制外出血、减少血容量缺失
	2. 患者准备　协助患者取仰卧位或坐位,抬高患肢2～3 min
	3. 患肢检查　检查患者右上肢,报告伤情
	4. 绑扎止血带
	(1)选择位置:右上臂上1/3处(选择靠近出血部位的近心端,避开右上臂中1/3处,以免损伤桡神经)
	(2)加以衬垫:在扎止血带处放置棉垫包裹皮肤一周
	(3)绑扎止血带:以左手的拇指、示指和中指持止血带头端,将长的尾端绕肢体一圈后压住头端,再绕肢体一圈或两圈,用左手示指和中指夹住尾端后,将尾端从止血带下拉出,形成一个活结
	(4)观察效果:止血带压力适当,以出血停止、远端摸不到动脉搏动、止血带最松状态为宜
	5. 做好标记　在患者的手腕或胸前衣服上做明显的标记,标明止血带使用的时间
	6. 健康教育　告知患者绑扎止血带的时间及注意事项,安慰鼓励患者
操作后	1. 安置患者　协助患者取舒适体位
	2. 用物处理　整理用物,分类放置
	3. 洗手记录
	(1)洗手:洗手、摘口罩
	(2)记录:患肢情况及止血时间

2. 注意事项:止血带止血法主要用于四肢较大的血管破裂,用其他止血方法无效时采用。主要是用橡皮管或胶管止血带将血管压瘪而达到止血目的。这种止血方法较牢固、可靠,但只能用于四肢大出血。止血带使用不当可造成神经、软组织或肌肉损伤,甚至危及生命。因此,使用止血带时必须掌握注意事项,保证患者安全。

(1)材料选择:能显示压力的充气式止血带止血效果较好。禁止使用铁丝、电线等代替止血带。

(2)部位恰当:止血带应扎在伤口的近心端,并尽量靠近伤口。

(3)压力适当:扎止血带松紧度要适宜,以出血停止、远端摸不到动脉搏动、止血带最松状态为宜。一般的压力标准为上肢250～300 mmHg,下肢300～500 mmHg。

(4)标记明显:在手腕或胸前衣服上做明显标记,注明止血带使用的时间(24 h制),以便后续医护人员继续处理。

(5)控制时间:止血带使用时间越短越好,总时间不应超过5 h。使用过程中每隔0.5～1.0 h放松一次,每次放松2～3 min,放松期间需用其他方法临时止血后在稍高的平面扎止血带。

(6)松解准备:松止血带前应补充血容量,做好抗休克和止血用器材的准备。

【操作测评】

止血带止血的评分标准(前臂出血)见表2-6。

表2-6 止血带止血的评分标准(前臂出血)

项目		自评、互评、师评要点	评分	得分
自身准备 (6分)		(1)着装整齐,语言合适	3	
		(2)核对(两人)执行单及医嘱	3	
评估 (8分)		(1)患者的意识状况、心理状态、合作程度	4	
		(2)患肢伤情和有无其他部位的损伤等	4	
操作前准备 (7分)	环境	安全	2	
	护士	洗手、戴口罩正确	2	
	用物	用物准备齐全、准确	3	
操作过程 (61分)	核对解释 (5分)	再次核对,目的、方法解释正确,取得患者配合	5	
	患者准备 (8分)	协助患者仰卧或取坐位,抬高患肢 2~3 min	8	
	止血带止血 (48分)	(1)患肢检查正确	8	
		(2)绑扎止血带正确	20	
		(3)标记正确	10	
		(4)健康教育正确	10	
操作后(8分)		(1)妥善安置患者	2	
		(2)用物处理恰当	2	
		(3)洗手、摘口罩正确	2	
		(4)记录方法准确	2	
评价 (10分)		(1)动作敏捷,操作熟练,方法正确	3	
		(2)沟通有效,充分体现人文关怀	3	
		(3)注意保护患者安全	2	
		(4)操作时间<5 min	2	
关键缺陷		止血方法不当		
总分			100	

【测一测】

1. 止血带通常用橡皮止血带,可作为代替品的是

    A. 电线   B. 绷带   C. 细绳

    D. 炮线   E. 钢丝

2. 结扎止血带时应做明显标记,并定时放松,放松间隔时间为

    A. 10 ~ 30 min   B. 30 ~ 60 min   C. 60 ~ 90 min

    D. 90 ~ 120 min   E. 120 ~ 150 min

3. 使用止血带的时间应尽量缩短,连续使用最长不超过

    A. 1 h   B. 2 h   C. 3 h

    D. 4 h   E. 5 h

【知识拓展】

驱血带

驱血带是四肢创伤外科手术常用的物品,可为术者提供解剖层次分明、结构清晰的术野,减少术中失血,保障手术高质量完成,并可减轻患者经济负担。常用驱血带由橡胶或硅胶制成,厚度为 0.1 cm、宽度为 10 ~ 14 cm、长度可自行裁剪(一般 200 ~ 300 cm),在临床使用存在消毒困难、容易断裂、准备繁杂等缺点。四肢创伤患者通常需要在驱血带和止血带联合辅助下进行手术。

在骨科四肢手术中,清晰无血的术野对于医生和患者来说,都是非常重要的前置条件。而橡胶驱血带自德国基尔大学的 Johann Friedrich August von Esmarch 于 1873 年首次报道应用于胫骨慢性骨髓炎的手术以来,几乎未见重大革新。2021 年,武警湖南总队医院的赵献峰等尝试在四肢手术中使用普通纱布绷带代替传统橡胶驱血带,有制备容易、成本低廉、驱血效果好、缩短手术时间、不增加感染概率的优点,临床应用效果良好。

(岳梦琳)

二、弹力绷带包扎

【情景导入】

患者男,25 岁。20 min 前跑步时不慎扭伤左侧脚踝,外踝肿胀,轻度压痛,行走困难。查体:左脚踝肿胀明显,拒按,脚踝转动受限,X 射线检查排除骨折。

现请你对其行弹力绷带包扎固定踝关节。

【实训目的】

1. 能够根据伤情选择正确的绷带包扎方法。

2. 能够正确实施绷带包扎。

3. 具有爱伤观念,做好人文关怀。

【护理评估】

1. 健康史:患者的一般情况和受伤史。

2. 身体状况：患者的踝部有无肿胀、触痛、踝关节不稳定、畸形等。

3. 心理–社会状况：患者的心理状态和合作程度。

【实施操作】

1. 操作流程见表2-7。

表2-7 弹力绷带包扎的操作流程（踝关节扭伤）

简要流程	操作要点
自身准备	1. 素质要求　仪表端庄、衣帽整齐，语言柔和，举止大方
	2. 核对（两人）　执行单及医嘱，签名
评估	1. 全身　患者病情及生命体征、意识状况、心理状态、合作程度等
	2. 局部　踝部有无肿胀、触痛、踝关节不稳定、畸形等
操作前准备	1. 环境　整洁，安全，光线充足，温度、湿度适宜
	2. 护士　洗手，戴口罩
	3. 用物　治疗盘、弹力绷带、记录单、医嘱单、笔、治疗车、生活垃圾桶、医疗垃圾桶等
操作过程	1. 核对解释　核对患者信息，向患者解释操作目的，取得患者配合 弹力绷带包扎目的：患肢制动，固定关节；减轻疼痛；缓解肿胀
	2. 环境准备 (1)环境清洁，温度、湿度适宜 (2)注意保护患者隐私
	3. 患者准备　协助患者取坐位、患肢抬高，保持患肢功能位
	4. 绷带"8"字形包扎 (1)环形包扎：绷带自患肢足背至足弓缠绕两圈（由脚掌内侧、拇指下方的位置开始，固定绷带的一端，另一只手将绷带用力拉紧包绕） (2)"8"字形包扎：经足背—足踝骨内侧、外侧—足背—足弓行"8"字形缠绕，如此再重复缠绕两次，每一圈覆盖前一圈的1/2～2/3 (3)环形包扎：于足踝骨上方、足腕部做环绕两圈（注意不要压住足踝骨） (4)固定：用绷带扣固定 (5)检查：检查确保包扎牢固且松紧适宜
	5. 健康教育 (1)48 h内冷敷，减少毛细血管出血，缓解疼痛和肿胀，避免使用红花油等推拿按摩患处；48 h后改为热敷，促进肿胀消退 (2)患肢抬高，促进静脉血和淋巴回流 (3)尽量卧床休息，避免下地活动及行走，以促进软组织充分恢复，避免习惯性扭伤的发生

续表2-7

简要流程	操作要点
操作后	1. 安置患者 整理床单位,协助患者患肢抬高
	2. 用物处理 整理用物,分类放置
	3. 洗手记录
	(1)洗手:洗手、摘口罩
	(2)记录:伤肢情况及包扎时间

2. 注意事项:弹力绷带可以加压、稳定踝关节,拉紧皮肤减少肌肉所承受的冲击,易于穿戴且舒适,并且可重复使用。

(1)松紧适宜:注意张力要均匀,太松起不到加压作用,太紧影响动脉供血。若脚趾发白、有麻木感或针刺感,毛细血管复充盈时间大于2 s,说明包扎过紧,应立即拆开重新包扎。

(2)每一圈覆盖前一圈的1/2～2/3,可根据足部大小调整包绕圈数以及覆盖前层绷带的比例。

(3)每日必须拆除绷带两次,每次至少半小时,以维持足部血供。

(4)包扎尽可能平整美观,避免出现皱褶或突起,以免压坏皮肤。

【操作测评】

弹力绷带包扎的评分标准(踝关节扭伤)见表2-8。

表2-8 弹力绷带包扎的评分标准(踝关节扭伤)

项目		自评、互评、师评要点	评分	得分
自身准备 (9分)		(1)着装整齐	2	
		(2)仪表、举止、语言、态度合适	4	
		(3)核对(两人)执行单及医嘱	3	
评估 (8分)		(1)患者的意识状况、心理状态、合作程度	4	
		(2)踝部有无肿胀、触痛、踝关节不稳定、畸形等	4	
操作前准备 (7分)	环境	整洁,安全,光线充足,温度、湿度适宜	2	
	护士	洗手、戴口罩正确	2	
	用物	用物准备齐全、准确	3	

续表2-8

项目		自评、互评、师评要点	评分	得分
操作过程 (58分)	核对解释 (3分)	再次核对,目的、方法解释正确	3	
	环境 (2分)	(1)环境清洁,温度、湿度适宜	1	
		(2)注意保护患者隐私	1	
	患者准备 (8分)	协助患者取坐位,患肢抬高,保持患肢功能位	8	
	绷带 "8"字形包扎 (45分)	(1)环形包扎正确	10	
		(2)"8"字形包扎正确	15	
		(3)固定正确	5	
		(4)检查正确	5	
		(5)健康教育正确	10	
操作后(8分)		(1)妥善安置患者,协助患者患肢抬高	2	
		(2)用物处理恰当	2	
		(3)洗手、摘口罩正确	2	
		(4)记录方法准确	2	
评价 (10分)		(1)注意遵循节力原则,包扎平整美观	3	
		(2)沟通有效,充分体现人文关怀	3	
		(3)注意保护患者安全	2	
		(4)操作时间<5 min	2	
关键缺陷		包扎方法不当		
总分			100	

【测一测】

1. 在受伤现场对踝部扭伤的患者进行患处包扎时,最好选用
   A. 多头带　　　B. 纱布绷带　　　C. 自粘绷带
   D. 弹力绷带　　　E. 石膏绷带
2. 适合用于屈曲关节部位的包扎方法是
   A. 环形包扎法　　　B. 蛇形包扎法　　　C. "8"字形包扎法
   D. 螺旋形包扎法　　　E. 螺旋反折形包扎法
3. 踝关节扭伤最常见的损伤的韧带和体位是
   A. 内侧韧带,背伸外翻位
   B. 内侧韧带,背伸内翻位
   C. 外侧韧带,跖屈外翻位
   D. 外侧韧带,跖屈内翻位

E.外侧韧带,背伸内翻位

4.绷带包扎顺序原则上应为

  A.从上向下、从左向右、从远心端向近心端

  B.从下向上、从右向左、从远心端向近心端

  C.从下向上、从左向右、从远心端向近心端

  D.从下向上、从左向右、从近心端向远心端

  E.从上向下、从右向左、从近心端向远心端

【知识拓展】

脚踝扭伤的 RICE 原则

脚踝扭伤后若无法判断损伤程度,可以遵照 RICE 原则处理后,尽快到医院就诊。包括 4 个步骤,即静卧(R)、冰敷(I)、加压(C)、抬高(E)。

"R"指 rest,静止休息,减少活动,如果是韧带损伤,坚持行走会加重韧带撕裂。如果有骨折还执意行走,会加重骨折端移位的风险。把本来简单固定就能治愈的损伤严重化,往往就需要手术治疗,增加痛苦和经济负担。

"I"指 ice,在 24～48 h 内使用冰敷疗法,可使用毛巾包裹冰袋敷于损伤处,不要将冰块直接敷在皮肤上以免冻伤,每次 10～20 min,2 h 一次,收缩局部血管,减轻出血带来的肿痛。

"C"指 compression,较严重的扭伤需加压包扎,能减轻局部的肿胀防止进一步出血,不能揉搓按摩或者喷红花油等,以免加重急性期损伤小血管的出血,导致肿胀疼痛的加重。

"E"指 elevation,休息时在脚下垫一个枕头,使患肢高于心脏约 10 cm,以促进血液回流,减轻肿胀疼痛。

(李　馨)

三、三角巾包扎

【情景导入】

患者男,76 岁。因跌倒后擦伤被家人送入医院。查体:头部和左胸部皮肤破损、出血,头顶渗血部位 2 cm×3 cm 大小,左胸部渗血部分 3 cm×3 cm 大小。

现请你对其行三角巾包扎止血。

【实训目的】

1.能够熟练使用三角巾包扎伤口。

2.能够临危不乱,快速准确地开展急救。

3.具有爱伤观念,做好人文关怀。

【护理评估】

1.健康史:患者的一般情况和受伤史。

2.身体状况:患者的头部、胸部情况,有无其他部位的损伤。

3.心理-社会状况:患者的心理状态和合作程度。

【实施操作】

1.操作流程见表2-7。

表2-9 三角巾包扎的操作流程(头部、胸部出血)

简要流程	操作要点
自身准备	1.素质要求 仪表端庄、衣帽整齐,语言柔和,淡定从容
	2.核对(两人) 执行单及医嘱,签名
评估	1.全身 患者病情及生命体征、意识状况、心理状态、合作程度等
	2.局部 有无颅脑损伤和其他部位的损伤等
操作前准备	1.环境 安全
	2.护士 洗手,戴口罩
	3.用物 三角巾、敷料
操作过程	1.取得配合 向患者解释操作目的,取得患者配合 三角巾包扎的目的:压迫止血,保护伤口,减少污染
	2.患者准备 协助患者取坐位
	3.检查伤情 检查患者头部和胸部伤情,报告伤口有无异物
	4.压迫止血 用足够大的(大于伤口周边3 cm)敷料压迫在伤口上并施加压力
	5.三角巾头顶帽式包扎 将三角巾的底边折两横指宽置于患者前额齐眉处,两底角经耳上方至枕后,压住顶角,左右交叉再返回至前额齐眉打结,固定底边,拉紧顶角压迫伤口敷料,将顶角折叠后塞入底角交叉处固定
	6.三角巾胸部包扎 将三角巾展开,顶角放在伤侧肩上。底边向上反折置于胸部下方,并绕胸至背的侧面打结。将顶角拉紧,顶角系带穿过打结处上提系紧
	7.观察询问 面色有无青紫、苍白,呼吸是否正常,并询问患者有无不适,做好人文关怀
操作后	1.安置患者 视病情取坐位或半卧位
	2.用物处理 整理用物,分类放置
	3.洗手记录 (1)洗手:洗手、摘口罩 (2)记录:受伤情况及包扎时间

2.注意事项:三角巾是一种便携好用的包扎材料,可以固定夹板、敷料和代替止血带,使用三角巾的目的是保护伤口、减少污染、压迫止血、减轻疼痛、支托伤部等。

(1)合理打结:注意打结的位置,以免给患者带来不适。

(2)松紧适宜:包扎完成后,应检查并询问患者有无任何不适,如有不适,应立即调整。

(3)在包扎患者头部时,要包裹住患者的枕骨,以免三角巾脱落。

(4)没有三角巾时可使用 1 m×1 m 的布,从对角线剪开即成。

(5)三角巾可用于头、面、眼、胸、腹、臀、手、足部等身体各个部位的包扎,另一重要用途为悬吊手臂,对已用夹板的手臂起到悬吊作用;还可对无夹板的伤肢起到固定作用。

(6)包扎时角要拉紧、边要贴实,牢固、舒适、安全、美观。

【操作测评】

三角巾包扎的评分标准(头部、胸部出血)见表2-10。

表2-10　三角巾包扎的评分标准(头部、胸部出血)

项目		自评、互评、师评要点	评分	得分
自身准备 (6分)		(1)着装整齐,仪表、举止、语言、态度合适	2	
		(2)核对(两人)执行单及医嘱	4	
评估 (8分)		(1)患者的意识状况、心理状态、合作程度	3	
		(2)有无颅脑损伤和其他部位的损伤等	5	
操作前准备 (7分)	环境	安全	2	
	护士	洗手、戴口罩正确	2	
	用物	用物准备齐全、准确	3	
操作过程 (61分)	核对解释 (3分)	再次核对,目的、方法解释正确,取得患者配合	3	
	患者准备 (8分)	协助患者取坐位	8	
	三角巾包扎 (50分)	(1)检查伤情正确	10	
		(2)压迫止血正确	10	
		(3)三角巾头顶帽式包扎正确	11	
		(4)三角巾胸部包扎正确	11	
		(5)观察询问恰当	8	
操作后(8分)		(1)妥善安置患者,视病情取坐位或半卧位	2	
		(2)用物处理恰当	2	
		(3)洗手、摘口罩正确	2	
		(4)记录方法准确	2	

续表2-10

项目	自评、互评、师评要点	评分	得分
评价 (10分)	(1)包扎用力均匀,松紧适度,牢固舒适,熟练规范,平整美观	3	
	(2)沟通有效,充分体现人文关怀	3	
	(3)注意保护患者安全	2	
	(4)操作时间<8 min	2	
关键缺陷	包扎方法不当		
总分		100	

【测一测】

1.关于三角巾包扎法,描述正确的是

    A.三角巾制作复杂　　　　B.包扎时操作困难　　　　C.局部不能加压包扎

    D.只适用于头部和四肢　　E.保护伤口,减少污染

2.三角巾适宜包扎的部位是

    A.关节部位　　　　　　　B.指(肢)端　　　　　　　C.全身各处

    D.粗细不等的部位　　　　E.粗细相等的部位

【知识拓展】

医用弹力网套

    固定伤口敷料的传统方法是用无菌纱布敷在伤口上,然后用胶布或绷带、三角巾固定,这种方法虽然起到了暂时隔离、保护伤口的作用,但因没有弹性,患者稍微一活动,敷料就可能脱出伤口,还有的患者对胶布过敏。为了避免以上问题,可使用医用弹力网帽固定头部敷料,也可以将弹力网帽的顶部剪掉,使其两端相通,套在伤口敷料上,达到弹性固定的作用,其效果良好,敷料不易移位,方法简单易行。现今还有将弹力网套应用于静脉留置针固定、耳郭畸形患儿治疗中减少耳郭畸形无创矫正的并发症及底托脱落的尝试和研究。对弹力网套的改进和研究也在不断进展。

(李　馨)

四、小夹板固定

【情景导入】

    患者女,56岁。行走时不慎摔倒,左手掌着地,腕关节呈背伸位、功能障碍,急诊入院。查体:患者神志清楚,左腕部肿胀,呈"餐叉"样畸形,压痛明显、活动受限,无开放性损伤,手指屈伸功能正常,患肢末梢血运及感觉正常。

    初步诊断:左前臂骨折。

现请你对其前臂进行包扎固定。

【实训目的】

1. 能够熟练使用小夹板固定患肢。

2. 能够临危不乱,快速准确地开展急救。

3. 具有爱伤观念,做好人文关怀。

【护理评估】

1. 健康史:患者的一般情况和受伤史。

2. 身体状况:患者的患肢情况、有无其他部位的损伤。

3. 心理-社会状况:患者的心理状态和合作程度。

【实施操作】

1. 操作流程见表2-11。

表2-11 小夹板固定的操作流程(前臂骨折)

简要流程	操作要点
自身准备	1. 素质要求 仪表端庄,衣帽整齐,语言柔和,淡定从容
	2. 核对(两人) 执行单及医嘱,签名
评估	1. 全身 患者病情及生命体征、意识状况、心理状态、合作程度等
	2. 局部 有无患肢骨折和其他部位的损伤等
操作前准备	1. 环境 安全
	2. 护士 洗手,戴口罩
	3. 用物 纱布绷带、三角巾、小夹板、棉垫、别针
操作过程	1. 取得配合 向患者解释操作目的,取得患者配合 前臂骨折固定的目的:固定患肢,减轻疼痛,避免骨折断端移位
	2. 患者准备 协助患者取坐位,肘部屈曲90°,前臂中立位,健侧手托扶患侧手臂
	3. 患肢检查 检查患者左上肢,报告是否疑似骨折(有无肿胀、畸形、异常活动等)
	4. 小夹板固定 (1)放置夹板:取两块夹板,分别置于上臂后外侧和前内侧 (2)固定夹板:用绷带把伤肢和夹板螺旋包扎固定,松紧适宜
	5. 三角巾固定 (1)三角巾顶角对着伤肢肘关节 (2)三角巾一底角置于健侧胸部过肩于背后 (3)伤臂屈肘(功能位)放于三角巾中部 (4)三角巾另一底角包绕伤臂反折至伤侧肩部 (5)两底角在颈侧方打结,顶角向肘前反折 (6)用别针固定,检查包扎固定是否有效、松紧适宜、舒适美观
	6. 观察询问 观察末梢循环情况,并询问患者有无不适,做好人文关怀

续表2-11

简要流程	操作要点
操作后	1.安置患者　协助患者取舒适体位
	2.用物处理　整理用物,分类放置
	3.洗手记录 (1)洗手:洗手、摘口罩 (2)记录:患肢情况及包扎固定时间

2.注意事项:小夹板是祖国传统正骨术的经典传承,通过制作与肢体外形相适应的特制的木质夹板作为固定物,间接固定骨折部位,以达到矫正畸形、促进骨折端解剖复位及骨性愈合的目的。尽管科技发展日新月异,外固定材料层出不穷,但仍然不能动摇其在骨伤治疗中的地位。它是目前骨折外固定中最常用和最简单有效的方法之一。

在院前救治中,小夹板是四肢骨折患者合适的固定方法,妥善的固定可以有效减轻患者在搬运中的疼痛,减少骨折端再发移位,降低骨折端刺破重要神经血管的可能,有助于提高急救质量。

小夹板固定要点:①必要时先止血、包扎,再固定骨折部位。②包扎方向:远心端向近心端,指端外露,便于观察。③保持肢体功能位。④在处理开放性骨折时,不可把刺出的骨端送回伤口,以免造成感染。⑤夹板长度与宽度要与肢体相适应,其长度必须超过骨折处上下两个关节。⑥夹板不可与皮肤直接接触,其间应垫棉花或其他物品,尤其在夹板两端、骨突出部位和悬空部位应加厚衬垫,防止受压或固定不妥。⑦松紧适度:肢体骨折固定时,一定要将指(趾)端露出,以便随时观察末梢血液循环情况,如发现指(趾)端苍白、发冷、麻木、疼痛、水肿或青紫,说明固定过紧,导致血液循环不良,应松开重新固定。⑧打结在肢体外侧,不可打结在伤口、骨隆突和坐卧受压处。⑨没有夹板时,可用木板、书本等代替。

【操作测评】

小夹板固定的评分标准(前臂骨折)见表2-12。

表2-12　小夹板固定的评分标准(前臂骨折)

项目	自评、互评、师评要点	评分	得分
自身准备 (6分)	(1)着装整齐,仪表、举止、语言、态度合适	2	
	(2)核对(两人)执行单及医嘱	4	
评估 (8分)	(1)患者的意识状况、心理状态、合作程度	3	
	(2)有无患肢骨折和其他部位的损伤等	5	

续表2-12

项目		自评、互评、师评要点	评分	得分
操作前准备 (7分)	环境	安全	2	
	护士	洗手、戴口罩正确	2	
	用物	用物准备齐全、准确	3	
操作过程 (61分)	核对解释 (3分)	再次核对,目的、方法解释正确,取得患者配合	3	
	患者准备 (10分)	协助患者取坐位,肘部屈曲90°,前臂中立位,健侧手托扶患侧手臂	10	
	患肢固定 (48分)	(1)患肢检查正确	8	
		(2)小夹板固定正确	12	
		(3)三角巾固定正确	18	
		(4)观察询问正确	10	
操作后(8分)		(1)妥善安置患者	2	
		(2)用物处理恰当	2	
		(3)洗手、摘口罩正确	2	
		(4)记录方法准确	2	
评价 (10分)		(1)动作敏捷,操作熟练,方法正确	3	
		(2)沟通有效,充分体现人文关怀	3	
		(3)注意保护患者安全	2	
		(4)操作时间<5 min	2	
关键缺陷		固定方法不当		
总分			100	

【测一测】

1. 小夹板固定适用于
    A. 前臂骨折   B. 胸骨骨折   C. 脊柱骨折
    D. 多发骨折   E. 股骨转子间骨折

2. 小夹板外固定的适应证是四肢开放性骨折伤口小或经处理后伤口已愈合、陈旧性四肢骨折适合手法复位和
    A. 颈椎骨折   B. 颅骨骨折   C. 髌骨骨折
    D. 肋骨骨折   E. 四肢闭合性骨折

3. 患者男,35岁。尺骨骨折,小夹板固定。夹板固定适当的扎带松紧度是
    A. 活动范围1 cm   B. 活动范围2 cm   C. 活动范围3 cm
    D. 活动范围5 cm   E. 扎带后不能活动

4. 关于小夹板固定,不正确的是

　　A. 利于关节活动　　　　　B. 利于早期锻炼　　　　　C. 先固定患肢,后抗休克
　　D. 固定骨折部位上下两个关节　　　　　　　　　　E. 夹板不可与皮肤直接接触

　　5. 小夹板固定过程中,若出现夹板两端或骨隆突处疼痛,应该怎么办?

【知识拓展】

桡骨远端骨折的功能锻炼

　　桡骨远端骨折好发于中老年,患者普遍存在抑郁、恐惧等负面情绪,害怕疼痛、担心因活动导致骨折移位或不愈合,很多患者依赖医务人员的治疗,不遵照医嘱进行功能锻炼。因此,护士要加强对患者自主功能锻炼的指导。

　　复位固定后应尽早开始手指伸屈和用力握拳活动,并进行前臂肌肉舒缩运动。锻炼时避免屈伸手指动作过轻,握拳伸指无力,握而不紧,伸而不直的低质量活动。关节和肌腱的充分活动可以促进淋巴回流和渗液的吸收,减轻损伤炎症反应,改善局部血液和淋巴循环,利于消除水肿,减轻疼痛,促进关节滑液的分泌和流动,防止关节、肌腱、肌肉粘连、挛缩。同时,利用软组织铰链原理,使腕部韧带、筋膜、肌腱处于紧张状态,保持骨折对位或纠正残余移位,静力收缩使骨折端产生纵向挤压应力,使骨折端的力学环境达到骨折愈合的良好环境,促进骨折向骨痂改造塑形期发展。

　　解除固定后,做腕关节屈伸、旋转,以及前臂旋转活动,以恢复关节的灵活度。另外,要开展各个方向的抗阻训练以锻炼肌肉。若肩、肘关节的活动方向不全面,活动幅度过小,活动频次不足,会导致伤肢肿胀消退减慢甚至加重肿胀,疼痛持续,影响患者功能的恢复。而适当的肌力和关节活动度的锻炼,可以使骨折端获得高质量的骨微细结构的重建,预防骨质疏松;受损关节软骨面受到轻柔的挤压和摩擦,利于关节软骨面的修复,防止软骨退变,预防创伤性关节炎的发生,促进骨折愈合和肢体功能的全面恢复。

（李　馨）

五、石膏绷带固定

【情景导入】

　　患者女,57 岁。摔伤致右小腿肿痛活动受限 3 h。患者于 3 h 前骑车时不慎摔倒,向右侧跌倒后,即感到右小腿剧烈疼痛,继而局部肿胀明显,不能站立和行走。被送医院就诊,X 射线摄片示:右胫腓骨下段骨折并移位。查体:T 36.5 ℃,P 82 次/min,R 21 次/min,BP 127/78 mmHg,右小腿下段及右踝肿胀明显,压痛阳性,可及骨擦感、骨擦音,假关节活动形成,右足轻度肿胀,右踝关节活动受限,右下肢末梢血运可,足趾感觉活动正常。急诊予以固定。

　　诊断:右胫腓骨远端骨折。

　　现请你采用石膏绷带为患者固定患肢。

【实训目的】

　　1. 能够正确使用石膏绷带固定患肢。

2.能够临危不乱,快速准确地开展急救。

3.具有爱伤观念,做好人文关怀。

【护理评估】

1.健康史:患者的一般情况和受伤史。

2.身体状况:患者的患肢情况、有无其他部位的损伤。

3.心理-社会状况:心理状态和合作程度。

【实施操作】

1.操作流程见表2-13。

表2-13 石膏绷带固定的操作流程

简要流程	操作要点
自身准备	1.素质要求 仪表端庄、衣帽整齐,语言柔和,淡定从容
	2.核对(两人) 执行单及医嘱,签名
评估	1.全身 评估患者病情及生命体征、意识状况、心理状态、合作程度等
	2.局部 局部皮肤情况和有无其他部位的损伤等
操作前准备	1.环境 安全,宽敞,光线充足
	2.护士 洗手,戴口罩
	3.用物 打石膏用的长桌或平台、石膏绷带、石膏剪、石膏刀、剪刀、棉纸、纱布绷带、纱布块、有色铅笔、毛巾、橡胶单、脸盆或桶装40 ℃的水
操作过程	1.核对解释 核对患者姓名、性别、住院号、入院诊断、X射线片、左右肢体,核对医嘱、治疗单和操作项目。向患者解释操作目的、配合需要的注意事项、可能会有哪些不适及并发症,取得患者配合,缓解患者焦虑情绪 石膏绷带固定目的:固定骨折部位,防止移位,避免畸形愈合
	2.环境准备 避风,冬天注意保暖,注意保护患者隐私
	3.患者准备 协助患者取适宜体位,显露患肢,使其保持功能位或所需的位置。用肥皂和清水清洁需石膏固定处的皮肤并擦干
	4.石膏绷带固定 (1)覆盖衬垫:将患肢的骨突处用棉纸垫衬予以保护,避免压疮 (2)估计长度:以患肢或健肢的比例测定石膏长度(大于实际长度10%),范围为跖趾关节至小腿中上段,上端从棉纸边缘下1 cm开始

续表 2-13

简要流程	操作要点
操作前准备	（3）选取石膏:取合适规格的石膏,根据所测长度做石膏条,下肢 12～15 层(上肢 10～12 层),宽度以包围肢体周径的 2/3 为宜
	（4）浸入水中:将石膏条叠起,双手持其两端,浸入水桶中,待水泡完全消失后,将石膏从水中取出,手捏两端,挤出多余水分
	（5）展平石膏:以手掌或手指均匀用力将石膏铺平后,使各层石膏间紧密相连,表面光滑
	（6）铺上棉纸:石膏上铺好棉纸,棉纸上不可粘上石膏浆
	（7）放置石膏:手持石膏条两端,托放在小腿后侧(不能以指尖按压石膏),若石膏需要助手托住时,不可用手指托扶
	（8）塑形石膏:踝关节固定于功能位,调整石膏固定位置合适后,将石膏轻轻按压,使其与肢体表面形状相贴附
	（9）绷带缠绕:纱布绷带自肢体远端向近端缠绕,下一层压住上一层的 1/3～1/2,绷带不翻转,不拉紧。缠绕的同时,用手指修整石膏边缘为圆钝状,注意石膏塑形
	（10）埋边粘贴:固定好后,绷带埋边,胶布粘贴固定
	（11）检查松紧:患肢抬高,检查石膏绷带松紧度、患肢末梢血运、足背动脉搏动、石膏固定远端关节活动情况,患肢足趾、膝关节屈伸无明显受限(上肢固定还需前臂吊带悬吊)
	（12）标记:用记号笔在石膏上注明骨折情况、固定及预计拆除日期
	5. 健康教育　询问患者患肢的感受,向患者解释保持功能位的意义,交代注意事项。注意患肢末梢血运,如感觉患肢肿痛、青紫、麻木、石膏松动速来院就诊;平时注意抬高患肢和开展功能锻炼,预防肌肉萎缩、关节僵硬、足下垂;注意保暖防冻伤;加强翻身、拍背,防止肺部感染及压疮
操作后	1. 安置患者　整理床单位,石膏凝固前保持体位不变,8 h 内勿翻身
	2. 用物处理　整理用物,分类放置
	3. 洗手记录
	（1）洗手:洗手、摘口罩
	（2）记录:患肢情况及操作时间

2.注意事项

（1）操作前

1）做好解释:向患者及家属说明石膏固定的目的和意义。解释操作过程中石膏散热属正常现象,并告知患者肢体关节必须固定在功能位或所需的特殊体位,中途不得随意改动,取得患者配合。

2）影像学检查:患处行 X 射线检查,以备术后对照。

3）皮肤准备:用肥皂和清水清洁需石膏固定处的皮肤并擦干;有伤口者更换敷料;发现皮肤异常应记录并报告医师。

（2）操作中

1）将患者置于关节功能位,特殊情况根据需要摆放。由专人维持或置于石膏牵引架上,切不可中途变换体位。

2)患肢需要抬高,可以在石膏下垫置枕头抬高患肢。

3)包扎石膏绷带过程中,需将肢体保持在某一特殊位置时,助手可用手掌托扶肢体,不可用手指顶压石膏,以免产生局部压迫而发生溃疡。

4)为便于局部检查或伤口引流、更换敷料等,可在相应部位石膏上开窗。先确定开窗范围并标记,用石膏刀沿标记线向内侧斜切,边切边将切开的石膏向上拉直至完全切开。已开窗的石膏须用纱布填塞后包好,或将石膏盖复原后用绷带加压包紧,以防软组织向外突出。

5)包扎完毕,在石膏上注明骨折情况和日期。

6)观察石膏绷带固定肢体远端皮肤的颜色、温度、感觉,手指脚趾的运动。若剧痛、麻木、发紫、皮温下降,则是石膏绷带包扎过紧引起的肢体受压,应立即将石膏全长纵行切开减压,否则继续发展将导致坏疽。

(3)石膏凝固前

1)石膏绷带未凝结坚固以前,不应改变肢体位置,特别是关节部位,以免石膏折断。要注意维持固定位置直至石膏完全凝固,一般情况下,24~72 h后可达到最大强度。可采用多种方式促进凝固,但应注意避免灼伤。

2)搬运和翻身时手掌平托石膏固定的肢体,切忌抓捏。

3)石膏未完全凝固前,患者须卧硬板床,用软枕妥善垫好石膏。8 h内勿翻身,之后协助翻身。四肢包扎石膏时抬高患肢,适当支托以防止肢体肿胀及出血;行石膏背心及"人"字形石膏固定者,勿在头及肩下垫枕,避免胸腹部受压;下肢石膏应防足下垂及足外旋。

4)环境温度过低时,要加强石膏绷带固定部位的保暖,需覆盖毛毯时应用支被架托起。

(4)石膏凝固后

1)保持石膏绷带清洁、干燥。污染后用布擦拭,清洁后立即擦干。断裂、变形和严重污染的石膏应及时更换。

2)保持有效固定。石膏绷带固定的患肢消肿后,如石膏过松,应及时更换石膏以保证有效的矫形和固定效果。

3)待石膏完全凝固后方可进行未固定关节的功能锻炼。石膏绷带固定过程中,应进行固定范围内的肌肉舒缩活动及固定范围外的关节伸屈活动。

(5)石膏拆除

1)解释说明:使用石膏锯时可有振动、压迫及热感,但无痛感,不会切到皮肤。拆除后,患者可能有肢体减负的感觉。

2)保护皮肤:石膏下的皮肤一般有一层黄褐色的死皮、油脂等,其下新生的皮肤敏感,避免搔抓,可用温水清洗后涂润肤霜。

3)加强锻炼:肢体由于长时间固定,开始活动时可能有关节僵硬或肢体肿胀的情况,应指导患者加强患肢功能锻炼。必要时可用弹力绷带包扎患肢,并逐步放松,以缓解不适症状。

【操作测评】

石膏绷带固定的评分标准见表2-14。

表2-14 石膏绷带固定的评分标准

项目		自评、互评、师评要点	评分	得分
自身准备 (4分)		(1)着装整齐,仪表、举止、语言、态度合适	2	
		(2)核对(两人)执行单及医嘱	2	
评估 (5分)		(1)患者的意识状况、心理状态、合作程度	2	
		(2)局部皮肤情况和有无其他部位的损伤等	3	
操作前准备 (7分)	环境	安全,宽敞,光线充足	2	
	护士	洗手、戴口罩正确	2	
	用物	用物准备齐全、准确	3	
操作过程 (71分)	核对解释 (3分)	再次核对,目的、方法解释正确,取得患者配合,缓解其焦虑情绪	3	
	环境准备 (2分)	避风,保暖,注意保护患者隐私	2	
	患者准备 (3分)	协助患者取适宜体位,显露患肢,保持功能位,清洁皮肤	3	
	石膏 绷带固定 (63分)	(1)覆盖衬垫正确	4	
		(2)估计长度正确	5	
		(3)制作石膏托正确	20	
		(4)放置石膏正确	5	
		(5)塑形石膏正确	5	
		(6)绷带缠绕正确	5	
		(7)埋边粘贴正确	4	
		(8)检查松紧正确	5	
		(9)标记正确	5	
		(10)健康教育正确	5	
操作后(5分)		(1)妥善安置患者	2	
		(2)用物处理恰当	1	
		(3)洗手、摘口罩正确	1	
		(4)记录方法准确	1	

续表 2-14

项目	自评、互评、师评要点	评分	得分
评价 (8分)	(1)动作敏捷,操作熟练,方法正确	2	
	(2)沟通有效,充分体现人文关怀	2	
	(3)注意保护患者安全	2	
	(4)操作时间<10 min	2	
关键缺陷	石膏绷带固定方法不当		
总分		100	

【测一测】

1. 石膏绷带固定的目的
   A. 预防脱钙　　　　　B. 减少肿胀　　　　　C. 缩短愈合时间
   D. 增加患肢力量　　　E. 维持骨折的复位

2. 石膏固定的护理,不正确的是
   A. 用软垫垫高患肢
   B. 石膏未干前尽量少移动
   C. 指导患者肌肉舒缩运动
   D. 观察肢体远端血液循环
   E. 患肢疼痛时可向石膏内填软垫

3. 躯干石膏固定易出现的并发症是
   A. 出血　　　　　　　B. 压疮　　　　　　　C. 废用综合征
   D. 化脓性皮炎　　　　E. 石膏综合征

4. 肢体石膏固定,未进行功能锻炼,易导致的并发症是
   A. 关节僵硬　　　　　B. 骨化性肌炎　　　　C. 骨折延期愈合
   D. 创伤性关节炎　　　E. 缺血性肌挛缩

5. 患者女,30 岁。右前臂骨折石膏绷带固定。护理措施中不正确的是
   A. 肢体平放于体侧
   B. 患肢常做握拳动作
   C. 患肢手指可随意屈伸
   D. 保持石膏清洁,避免受潮
   E. 疼痛难忍勿自行服用止痛剂

6. 什么是"5P"症? 出现时如何处理?

【知识拓展】

1. 石膏固定的 6 个度:准确测量长度、宽度(充分固定)、厚度、松紧度(以小指指尖能伸进绷带为宜)、注意排水量和水的温度、患肢屈度(保持关节功能位)。

2. 手术和非手术方式治疗骨折优劣:小夹板和石膏绷带是骨折外固定的主要方法,

临床应用广泛。小夹板通过布带的约束力和固定垫的点状效应力,随时调整进一步纠正手法复位后残余的成角和侧移,尽可能防范再移位趋势,使骨折端达到功能复位标准的要求,具有固定可靠、骨愈合快、功能恢复好、治疗费用低、并发症少的优点。小夹板治疗骨折从古传承至今,新中国成立后经过以天津医院为主的中西医结合系列打造,最大亮点是用于各长骨干不稳定骨折,使多数患者免于手术也同样可以恢复正常功能,体现着比经济效益更重要的社会效益。小夹板固定能够弥补石膏固定的不足,对各长骨不稳定骨折的非手术治疗是重要的方法。

现今,内固定器材及骨外固定器的不断改进,使手术质量明显提升,并且形成了当今长骨干不稳定骨折以手术治疗为主的趋势。必须注意长骨干不稳定骨折还有 3 类患者对小夹板疗法仍有需求:有手术禁忌证或手术时机延迟;各种因素不同意手术;儿童长骨干骨折慎用手术。医者不能忘"如能以非手术疗法治愈的,即不应采用手术治疗"之大道至简的外科学初衷,必须慎用手术刀。

(李 馨)

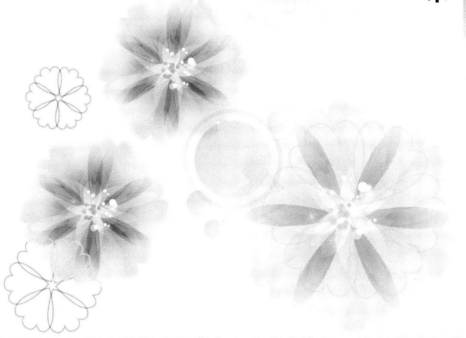

第三部分

外科常见疾病护理技术

实训一

脑室引流护理

【情景导入】

患者男,53 岁。患者以"突发意识不清 3 h 余"入院。家属代诉:患者于 3 h 无明显诱因突发昏迷,呼叫不能睁眼,不能言语,恶心、呕吐,伴抽搐,无发热、呼吸困难。高血压 30 余年,最高血压 200 mmHg,未规律服药治疗,血压控制不详。

查体:T 36.5 ℃,P 76 次/min,R 18 次/min,BP 162/103 mmHg,浅昏迷,呼之不应,肢体屈曲刺痛,不能睁眼,检查时欠合作。GCS 评分,睁眼 1 分,运动 4 分,言语 1 分。头颅无畸形,双侧瞳孔直径约 3.0 mm,对光反射均消失,颈有抵抗,左侧肢体肌张力降低,右侧肢体肌张力正常,肌力不可查,左侧病理征(+),右侧病理征(−)。颅脑 CT 示:右侧脑出血破入脑室。

诊断:右侧脑出血。完善术前相关检查,行手术治疗,术中放置脑室引流管。

请你遵医嘱对术后患者进行脑室引流护理。

【实训目的】

1.能够复述脑室引流护理的目的。

2.能够正确地进行脑室引流的护理。

3.能够阐述脑室引流护理的注意事项。

4.具有爱护患者、关心患者的大爱精神。

【护理评估】

1.健康史:患者的健康史、既往史、家族史和一般情况。

2.身体状况:患者的症状与体征、辅助检查等。

3.心理-社会状况:患者对疾病的认知程度;是否因头痛、呕吐等不适导致烦躁不安、焦虑等心理反应;能否理解和配合。

【实施操作】

1.操作流程见表 3-1。

表3-1　脑室引流护理的操作流程

简要流程	操作要点
自身准备	1.素质要求　着装整洁,语言柔和,举止端庄
	2.核对(两人)　执行单及医嘱,签名
评估	1.病情　患者病情、生命体征等
	2.患者情况　有无头痛、意识障碍,有无渗血、渗液,引流管是否通畅,颅内压情况等
操作前准备	1.环境　操作环境安静、整洁、光线明亮,温度适宜,必要时屏风遮挡
	2.护士　洗手,戴口罩
	3.用物　治疗车、无菌治疗盘、一次性引流袋、换药碗2个、纱布、医疗垃圾桶、无菌治疗巾2张、棉签、碘伏、胶布、剪刀、量尺、弯盘、无齿血管钳、无菌手套、笔、记录单
操作过程	1.核对解释　核对患者床号、姓名和腕带信息,解释引流操作的目的和意义、操作过程及操作过程中可能出现的不适,消除患者的恐惧心理,使患者能积极配合 脑室引流的目的:维持正常颅内压;防止逆行感染;便于观察脑室引流液的性状、颜色、量
	2.环境准备　环境清洁、安静、安全、舒适,必要时屏风遮挡
	3.患者准备　备齐用物,协助患者采取便于操作的体位
	4.更换引流袋 (1)用无齿血管钳夹住引流管近端 (2)打开包住引流管接口处的无菌纱布,戴无菌手套,铺治疗巾于引流管下 (3)再次核对患者床号、姓名 (4)用无菌棉签蘸取碘伏消毒管口,由近到远,断开,将旧引流袋弃置于医疗垃圾桶内 (5)再次消毒引流管接口周围 (6)打开新的引流袋,更换新引流袋 (7)取下治疗巾,脱手套 (8)再铺治疗巾于头下方,测量引流管最高点位置,使引流袋高于侧脑室平面上10~15 cm,做好标识 (9)固定引流袋,松开无齿血管钳 (10)观察引流情况,在引流袋上注明更换时间 (11)撤去用物,再次核对患者信息
	5.健康教育 (1)生活指导:指导颅内压增高的患者要避免剧烈咳嗽、用力排便、提重物等,防止颅内压骤然升高而诱发脑疝 (2)康复训练:对有神经系统后遗症者,要调动他们心理和躯体的潜在代偿能力,鼓励其积极参与各项治疗和功能训练,如肌力训练、步态平衡训练、膀胱功能训练等,最大限度地恢复其生活自理能力 (3)复诊指导:头痛进行性加重,经一般治疗无效,并伴呕吐,应及时到医院做检查以明确诊断
操作后	1.安置患者　整理床单位,协助患者取舒适体位
	2.用物处理　整理用物,分类放置
	3.洗手记录 (1)洗手:洗手、摘口罩 (2)记录:操作时间和引流液的颜色、性状和量

2.注意事项:脑室引流术是经颅骨钻孔或锥孔穿刺侧脑室放置引流管将脑脊液引流至体外,从而降低颅内压的一种治疗和急救措施。因脑脊液循环受阻所致的颅内高压危急状态,各种原因引起的脑室出血,颅内感染经脑室注药冲洗,颅内肿瘤合并颅内高压症状患者,可行脑室引流术,降低颅内压。

脑室引流的护理要点:

(1)引流管安置:无菌操作下接引流袋,妥善固定,使引流瓶(袋)高于侧脑室平面10～15 cm,以维持正常颅内压。搬动患者时,应夹闭引流管,防止脑脊液反流引起颅内感染。

(2)控制引流速度和量:术后早期应抬高引流袋,缓慢引流,每日引流量以不超过500 mL为宜,使颅内压平稳降低,避免放液过快导致脑室内出血、硬脑膜外血肿或硬脑膜下血肿,诱发小脑幕上疝等。但在抢救脑疝等危急情况下,可先快速引流脑脊液,再接引流袋缓慢引流。颅内感染患者脑脊液分泌增多,引流量可适当增加,但同时应注意补液,以免水、电解质紊乱。

(3)观察记录引流液情况:正常脑脊液无色透明、无沉淀。术后1～2 d为血性后逐渐转清。若脑脊液中有大量血液或颜色逐渐加深,提示脑室持续出血,应及时报告医师进行处理;若脑脊液混浊,呈毛玻璃状或有絮状物,提示有颅内感染,应及时引流脑脊液并送检。

(4)严格无菌,防止感染:保持穿刺部位敷料干燥,穿刺点敷料和引流袋每日更换,如有污染则随时更换;更换引流袋时夹闭引流管,防止逆行感染。

(5)保持引流通畅:防止引流管受压、扭曲、打折或阻塞,尤其在搬运患者或翻身时,防止引流管牵拉、滑脱。若引流管内不断有脑脊液流出、管内的液面随患者呼吸、脉搏等上下波动表明引流管通畅;若引流管无脑脊液流出,可能的原因有:①颅内压低于120～150 mmH$_2$O,可降低引流袋高度,观察是否有脑脊液流出;②引流管在脑室内盘曲成角,可请医师对照X射线片,将过长的引流管缓慢向外抽出至有脑脊液流出,再重新固定;③管口吸附于脑室壁,可将引流管轻轻旋转,使管口离开脑室壁;④引流管被小凝血块或破碎的脑组织阻塞,可在严格消毒管口后,用无菌注射器轻轻向外抽吸,切不可注入生理盐水冲洗,以免将管内阻塞物冲至脑室系统,引起脑脊液循环受阻。经上述处理后若仍无脑脊液流出,按需更换引流管。

(6)及时拔管:持续引流时间通常不超过1周,时间过长易发生颅内感染。拔管前行CT检查,并先试行夹闭引流管24 h,观察患者有无头痛、呕吐等颅内压升高的症状。如出现上述症状,立即开放引流;如未出现上述症状,患者脑脊液循环通畅,即可拔管。拔管时先夹闭引流管,防止逆行感染。拔管后加压包扎,嘱患者卧床休息和减少头部活动,观察穿刺点有无渗血、渗液,严密观察患者意识、瞳孔、肢体活动变化,发现异常及时通知医师处理。

【操作测评】

脑室引流护理的评分标准见表3-2。

表3-2　脑室引流护理的评分标准

项目		自评、互评、师评要点	评分	得分
自身准备 (4分)		(1)着装整齐,戴口罩、帽子、手套	1	
		(2)举止大方,不佩戴饰物	1	
		(3)核对(两人)执行单及医嘱	2	
评估 (9分)		(1)评估脑脊液引流量、颜色、性状、引流速度及引流系统的密闭性	3	
		(2)观察病情、意识、生命体征等	3	
		(3)评估患者的合作程度和心理状态	3	
操作前准备 (7分)	环境	安静,整洁,光线明亮	2	
	护士	洗手、戴口罩正确	2	
	用物	用物准备齐全、准确	3	
操作过程 (64分)	核对解释 (2分)	再次核对,目的、方法解释正确	2	
	环境 (2分)	(1)环境清洁、温度适宜,安静、安全	1	
		(2)注意保护患者隐私	1	
	脑室引流准备 (2分)	将治疗车推至患者床旁	2	
	更换 脑室引流袋 (58分)	(1)核对床号、姓名,向患者解释操作目的以取得配合	4	
		(2)环境舒适、安全,摆放体位正确	4	
		(3)夹闭引流管,消毒引流管接口正确	4	
		(4)戴无菌手套,铺治疗巾正确	4	
		(5)再次核对患者床号、姓名正确	4	
		(6)消毒引流管接口、断开正确	5	
		(7)去除旧的引流袋正确	5	
		(8)再次消毒引流管接口周围、连接新引流袋正确	5	
		(9)撤去引流管、治疗巾,脱手套,头下铺治疗巾正确	5	
		(10)引流袋放置高度正确	5	
		(11)固定正确,注明更换时间	5	
		(12)撤去用物,再次核对正确	4	
		(13)健康教育正确	4	
操作后(8分)		(1)妥善安置患者	2	
		(2)用物处理恰当	2	
		(3)洗手、摘口罩正确	2	
		(4)记录方法准确	2	

续表3-2

项目	自评、互评、师评要点	评分	得分
评价 (8分)	(1)操作熟练、规范、安全,无菌观念强	2	
	(2)动作轻巧、准确,患者感觉舒适	2	
	(3)用物处理符合要求	2	
	(4)操作时间<6 min	2	
关键缺陷	违反无菌操作原则		
总分		100	

【测一测】

1.对颅脑损伤的患者,其生命体征的观察顺序是
    A.脉搏、呼吸、血压   B.呼吸、脉搏、血压   C.脉搏、血压、呼吸
    D.呼吸、血压、脉搏   E.血压、脉搏、呼吸

2.颅内压增高患者床头抬高15°～30°,其目的是为了
    A.方便鼻饲   B.改善呼吸功能   C.改善心脏功能
    D.促进颅内压静脉回流   E.防止呕吐物误入呼吸道

3.急性颅内压增高的患者,典型的生命体征是
    A.脉慢、血压高、呼吸慢
    B.脉快、血压高、呼吸慢
    C.脉快、血压高、呼吸急促
    D.脉慢、血压低、呼吸急促
    E.脉快、血压低、呼吸急促

4.颅脑手术后留置脑室引流管,通常情况下每日引流量不超过
    A.200 mL   B.300 mL   C.400 mL
    D.500 mL   E.600 mL

5.正常脑脊液颜色为
    A.无色透明   B.粉红色   C.暗红色
    D.淡黄色   E.毛玻璃样或絮状物

【知识拓展】

脑室引流常见并发症的预防及处理

1.引流管脱出:若脑室引流过程中出现引流管内液柱无波动或无液体流出,引流液自放置引流管部位渗出,出现颅内压增高的症状,如头痛、呕吐甚至瞳孔、意识状态的改变,应考虑引流管脱出。

(1)预防措施:①操作前告知患者并进行心理护理。向患者说明更换的目的、可能出现的并发症及注意事项,消除紧张心理,取得患者的配合。②躁动患者给予适当约束及

镇静。③嘱患者取平卧位,固定头部不摆动。④操作规范,严格无菌。

(2)处理措施:①如引流管部分脱出、侧孔外漏液体流出时,立即用无菌纱布吸收渗液,并通知医生,协助医生换药拔管。②如引流管完全脱出,检查管路是否完整,并协助医生换药清创。③根据患者情况配合医生重新置管。

2. 脑室出血:若脑室引流过程中出现引流液突然变成鲜红色,流速加快、引流量增多或通过 CT 或 MRI 可见脑室出现新高密度灶、脑室变形扩大,应考虑脑室出血。

(1)预防措施:①更换引流装置前将引流管夹闭,后调节引流瓶入口处高于侧脑室平面 10～15 cm,妥善固定后开放引流。②开放引流早期注意引流速度,避免引流过快。

(2)处理措施:及时调整引流瓶入口高度,并立即报告医生。

3. 颅内感染:若脑室引流过程中患者心率增快、寒战、高热,检查时存在颈项强直、脑膜刺激征阳性,外周血白细胞计数增高,以中性粒细胞增高为主,脑脊液培养存在致病菌,应考虑颅内感染。

(1)预防措施:①更换引流袋时应严格无菌操作。②更换引流装置前将引流管夹闭,以免管内引流物逆流入脑室。③接口处予以无菌纱布包裹,并每天更换。④每次更换引流装置时留取脑脊液标本送检。

(2)处理措施:①严密观察脑脊液性状,如出现混浊、呈毛玻璃状或有絮状物时,提示可能发生颅内感染,立即报告医生。②根据医嘱调整引流管高度,以引流出感染的脑脊液,配合医生采集脑脊液标本做细菌培养和药敏试验。

(李凯歌)

实训二 胸腔闭式引流护理

【情景导入】

患者男,54 岁。以"间断性咳嗽,胸闷、气喘伴右侧胸痛 5 个月余,加重 1 周"为主诉入院。患者既往体健,否认结核病史,无药物过敏史,有吸烟史 30 年,1~2 包/d。支气管镜检查结果示:右肺上叶支气管腔内有新生物。取活组织行病理检查,结果示鳞状细胞癌。

诊断:右肺上叶鳞状细胞癌。在全身麻醉胸腔镜下行"右肺上叶切除术",手术顺利,留置右侧胸腔闭式引流管通畅。术后第 1 天,患者神志清楚,精神好,T 36.8 ℃,P 90 次/min,R 19 次/min,BP 105/78 mmHg,SpO$_2$ 99%。胸部切口敷料干燥,胸腔闭式引流瓶内引流出血性胸液 150 mL。

请你遵医嘱为其更换胸腔闭式引流瓶。

【实训目的】

1. 能够复述胸腔闭式引流的原理、目的和注意事项。

2. 能够正确实施胸腔闭式引流瓶更换和护理。

3. 能够与患者熟练交流,对患者和家属进行健康教育。

4. 具有爱伤观念,做好人文关怀。

【护理评估】

1. 健康史:患者的一般情况和治疗情况。

2. 身体状况:患者的病情、意识状态、呼吸、伤口情况、胸腔闭式引流管固定和引流情况。

3. 心理-社会状况:患者的心理状态和合作程度。

【实施操作】

1. 操作护理见表 3-3。

表 3-3　胸腔闭式引流护理的操作流程

简要流程	操作要点
自身准备	1. 素质要求　仪表端庄,衣帽整齐,语言柔和,举止大方
	2. 核对(两人)　执行单及医嘱,签名

续表 3-3

简要流程	操作要点
评估	1. 病情　患者病情及生命体征、意识状况、心理状态、合作程度等
	2. 治疗情况　呼吸情况(有无呼吸困难、胸闷、咳嗽、咳痰)
	3. 局部　评估敷料有无潮湿、污染、松动;切口是否疼痛;引流口切口处周围皮肤有无皮下气肿;观察水柱波动及有无气泡溢出;引流管固定是否妥当;观察引流液的颜色、性状、量及水柱波动情况;挤压引流管判断引流是否通畅;观察置管日期及置入深度等
操作前准备	1. 环境　整洁、安静、安全、光线充足,温度、湿度适宜
	2. 护士　洗手,戴口罩
	3. 用物　治疗盘、一次性治疗巾、碘伏、无菌棉签、血管钳 2 把、一次性无菌胸腔引流装置 1 套、生理盐水 1 瓶(500 mL)、胶布、无菌手套、无菌纱布 2 块、医嘱单、笔、手消毒剂、管道标识、治疗车、生活垃圾桶、医疗垃圾桶等
操作过程	1. 核对解释　核对患者床号、姓名和腕带信息,向患者和家属解释更换胸腔闭式引流瓶的目的和方法,取得患者配合 胸腔闭式引流操作的目的:引流胸腔内的气体及液体;维持胸腔正常负压;观察引流液的性状、量、颜色;促进肺复张
	2. 环境准备　环境适宜,注意保护患者隐私,必要时关闭门窗
	3. 患者准备　协助患者取半卧位,洗手
	4. 更换引流瓶 (1)引流瓶准备:回治疗室,检查包装密闭性及有效期,打开胸腔引流装置包装,取出引流瓶连接管放置适当处。按取无菌溶液方法将 0.9% 氯化钠 500 mL 加入胸腔引流瓶内。将无菌引流瓶连接管与水封瓶长管紧密连接,长管没入液面 3~4 cm。平视观察胸腔引流瓶内液平面,用胶布做好标记,水平线处注明更换时间及液体量 (2)再次核对:备齐用物携至患者床旁 (3)检查伤口:洗手,戴手套。将治疗巾垫于引流管下方,放置弯盘。检查伤口及敷料情况 (4)观察:再次核对患者的床号、姓名,一手固定引流管近端,一手挤压引流管,观察管道是否通畅及引流液的性状、量 (5)夹闭管道:取 2 把血管钳双重夹闭引流管上部 (6)分离管道:棉签蘸取碘伏消毒胸腔引流管与引流瓶连接管的连接处上、下2.5 cm,取无菌纱布包裹接口处,分离胸腔引流管 (7)撤引流瓶:将胸腔引流瓶连接管前端向上提起,使引流液全部流入胸腔引流瓶内,将换下的引流瓶放入医用垃圾桶内 (8)消毒管口:消毒胸腔引流管连接口(内壁、横截面及外壁),并取无菌纱布包裹 (9)更换新瓶:将胸腔引流管与水封瓶连接管紧密连接,将引流瓶置于安全处(防止意外踢倒或移动床位时碰倒),保持引流瓶低于穿刺部位平面 60~100 cm (10)固定:妥善固定引流管,防止管道扭曲、受压、打折 (11)松钳:松开血管钳,开放引流 (12)检查:挤压胸腔引流管,嘱患者深呼吸,观察引流瓶内水柱波动情况及有无气泡溢出,观察引流液的颜色、性状和量及患者的反应

续表3-3

简要流程	操作要点
操作过程	(13)撤除用物:撤去弯盘和治疗巾,脱手套,再次核对患者信息
	5. 健康教育 (1)告知患者保持引流通畅的方法,指导患者取半卧位和经常改变体位,鼓励患者咳嗽、深呼吸及变化体位,以便胸腔内的气体和液体排出,促进肺复张 (2)妥善固定,翻身及下床活动时要防止管道滑脱、扭曲、受压、打折 (3)活动时保持引流瓶直立,低于穿刺点至少60 cm (4)防止引流瓶倾倒,如发生倾倒立即扶起并告知医护人员 (5)引流瓶内液体不得自行倾倒 (6)佩戴引流瓶期间禁止外出,如需外出检查,请告知护士暂时关闭胸腔引流管 (7)带管期间,如有胸痛、胸闷、局部渗液等症状及时告知医护人员
操作后	1. 安置患者　整理床单位,协助患者取半卧位
	2. 用物处理　整理用物,分类放置
	3. 洗手记录 (1)洗手:洗手、摘口罩 (2)记录:操作时间和引流情况

2.注意事项

(1)适应证:①中、大量气胸、血胸、脓胸;②胸腔穿刺术治疗下肺无法复张;③剖胸术后。

(2)胸腔闭式引流护理要点

1)保持管道的密闭性:①随时检查引流装置是否密闭及引流管有无脱落;②水封瓶长玻璃管没入水中3~4 cm,并始终保持直立;③搬动患者或更换引流瓶时,需双钳夹闭引流管;④引流管连接处脱落或引流瓶损坏,应立即双钳夹闭胸腔引流管,并更换引流装置;⑤若引流管从胸腔滑脱,立即用手捏闭伤口处皮肤,消毒处理后,用凡士林纱布封闭伤口,并协助医师做进一步处理。

2)严格无菌操作:①引流装置应保持无菌;②保持穿刺部位敷料清洁干燥,一旦渗湿,及时更换;③引流瓶应低于穿刺部位平面60~100 cm,以防瓶内液体逆流入胸膜腔;④按规定时间更换引流瓶,引流瓶内引流液达到2/3时进行更换。更换时严格遵守无菌操作规程。

3)观察和记录引流:①注意观察引流瓶内长玻璃管内的水柱波动。水柱波动的幅度反映无效腔的大小与胸膜腔内负压的大小。一般情况下水柱上下波动4~6 cm。若水柱波动过大,可能存在肺不张,若无波动,则提示引流管不畅或肺已完全复张。②观察引流液的量、性状、颜色,并准确记录。如引流量大于4~5 mL/(kg·h),连续3~4 h无减少,提示活动性出血,立即报告医生。

4)保持管道通畅:有效地保持引流管通畅的方法有以下几种。①取半坐卧位。②活动时避免受压、扭曲、打折。③鼓励患者有效咳嗽、深呼吸运动及变换体位,以利胸腔内液体、气体排出,促进肺复张。④当引流液黏稠、有脓块或血块时,挤压引流管以保持引流通畅;若出现胸闷气促、气管向健侧偏移等肺部受压症状,应怀疑引流管被堵塞,需挤捏或负压间断抽吸短管。⑤胸导管注入药物时,应暂停引流2~3 h,指导患者定时改变体位。

5)妥善固定:将引流瓶置于安全处,妥善安置,避免踢倒。

6)适时拔管:①拔管指征。48~72 h后,如引流瓶中无气体逸出且引流液颜色变淡,24 h引流量<300 mL(或24 h引流量<3 mL/kg),脓液<10 mL,非乳糜胸、血胸且无漏气情况,水柱波动小或固定不动,患者无呼吸困难,听诊呼吸音清晰,胸部X射线检查肺复张良好无漏气,即可拔管。②方法。嘱患者先深吸一口气后屏气拔管,拔管后立即用厚敷料封闭穿刺伤口,并包扎固定1 d。③拔管后护理。拔管后24 h内,注意观察患者的呼吸及病情变化,如出现胸闷、呼吸困难、皮下气肿、发绀、渗液、出血等情况,及时报告医生处理。

(3)胸腔闭式引流的安置与管道选择:胸腔闭式引流的置入位置可依据体征和胸部X射线或B超检查结果确定。积液处于低位,一般在腋中线和腋后线之间第6~8肋间插管引流;积气多向上聚集,以在前胸膜腔上部引流为宜,常选锁骨中线第2肋间;脓胸常选在脓液聚集的最低位。用于排液的胸膜腔引流管宜选用不易折叠、不易堵塞而利于通畅引流的质地较硬、管径1.5~2.0 cm的橡皮管;用于排气的胸膜腔引流管则选择质地较软、管径1 cm的塑胶管,既能达到引流目的,又可减少局部刺激,减轻疼痛。

【操作测评】

胸腔闭式引流护理的评分标准见表3-4。

表3-4 胸腔闭式引流护理的评分标准

项目		自评、互评、师评要点	评分	得分
自身准备 (9分)		(1)着装整齐	2	
		(2)仪表、举止、语言、态度合适	4	
		(3)核对(两人)执行单及医嘱	3	
评估 (8分)		(1)患者的意识状况、心理状态、合作程度等	4	
		(2)呼吸情况、引流情况、伤口情况	4	
操作前准备 (7分)	环境	环境适宜,注意保护患者隐私	2	
	护士	洗手、戴口罩正确	2	
	用物	用物准备齐全、准确	3	

表3-4 胸腔闭式引流护理的评分标准

项目		自评、互评、师评要点	评分	得分
操作过程 (58分)	核对解释 (3分)	再次核对,目的、方法解释正确	3	
	环境 (2分)	(1)环境清洁,温度、湿度适宜	1	
		(2)注意保护患者隐私	1	
	患者准备 (2分)	协助患者取半卧位	2	
	更换引流瓶 (51分)	(1)引流瓶准备正确	5	
		(2)再次核对正确	4	
		(3)检查伤口正确	4	
		(4)观察正确	2	
		(5)夹闭管道正确	2	
		(6)分离管道正确	4	
		(7)撤引流瓶正确	4	
		(8)消毒管口正确	4	
		(9)更换新瓶正确	5	
		(10)固定正确	4	
		(11)松钳正确	2	
		(12)检查正确	2	
		(13)撤除用物正确	2	
		(14)健康教育正确	7	
操作后(8分)		(1)妥善安置患者	2	
		(2)用物处理恰当	2	
		(3)洗手、摘口罩正确	2	
		(4)记录方法准确	2	
评价 (10分)		(1)注意患者安全、心理护理和职业防护,注重人文关怀和有效沟通	3	
		(2)动作轻巧、准确,操作熟练,遵守无菌操作规程	3	
		(3)用物处理符合要求	2	
		(4)操作时间<6 min	2	
关键缺陷		违反无菌操作原则		
总分			100	

【测一测】

1. 全肺切除术后放置胸腔闭式引流的目的是
   A.排出积气   B.排出积液   C.重建胸腔负压
   D.便于观察病情   E.调节两侧胸腔压力

2. 胸腔闭式引流水封瓶内长管中的水柱正常的波动范围是
   A.1～2 cm   B.2～4 cm   C.4～6 cm
   D.6～8 cm   E.8～10 cm

3. 胸腔闭式引流管的护理,不正确的是
   A.妥善固定   B.严格无菌操作   C.保持管道密封
   D.观察记录引流液的量和性状
   E.搬运患者时水封瓶应高于胸腔引流口

4. 在胸腔引流过程中,水封瓶不慎被打破,应立即
   A.通知医生   B.吸氧   C.血管钳双重夹闭
   D.重新更换引流瓶   E.用手捏住胸腔引流管

5. 检查胸腔引流管是否通畅的最简单的方法是
   A.检查引流管有无扭曲
   B.观察引流管内有无液体
   C.检查患者的呼吸音是否正常
   D.观察水封瓶内有无血性液体
   E.观察水封瓶中长管内水柱的波动

6. 更换水封瓶前应先用
   A.手捏住胸腔引流管
   B.两把血管钳夹住引流管末端
   C.一把血管钳夹住胸腔引流管
   D.一把血管钳夹住引流管末端
   E.两把血管钳夹住胸腔引流管

7. 胸腔闭式引流瓶应低于胸壁引流口平面
   A.20～60 cm   B.40～80 cm   C.60～80 cm
   D.60～100 cm   E.80～100 cm

8. 患者男,21岁。突发气胸入院行胸腔闭式引流术,水柱波动良好,护士协助其下床活动时发现引流管突然自胸壁伤口脱出,应立即
   A.吸氧   B.通知医生   C.更换引流瓶
   D.止血钳双重夹闭   E.用手捏住引流管口周围皮肤

9. 胸腔闭式引流拔管时,为什么要在吸气末拔管?

【知识拓展】

1.胸腔闭式引流原理:胸腔闭式引流是把胸腔内的气体、液体利用负压吸引的原理吸出体外而减轻胸腔压力,减轻液体和气体对心肺组织的压迫而康复。胸膜腔闭式引流

是根据胸膜腔的生理特点设计的,依靠水封瓶中的液体使胸膜腔与外界隔离。当胸膜腔内因积液或积气形成高压时,胸膜腔内的液体或气体可排至引流瓶内;当胸膜腔内恢复负压时,水封瓶内的液体被吸引至引流管下端形成负压水柱,阻止空气进入胸膜腔。由于引流管有足够的垂直长度和地心引力作用,水封瓶内液体只能在引流管的下端形成一定高度的水柱,不能被吸至胸膜腔内,从而达到胸膜腔引流和减压目的。

2.胸腔镜手术:胸腔镜手术(电视辅助胸腔镜手术)是使用现代摄像技术和高科技手术器械装备,在胸壁套管或微小切口下完成胸内复杂手术的微创胸外科新技术,它改变了胸外科疾病的治疗理念,被誉为20世纪胸外科界的重大突破之一,是胸部微创外科的代表性手术,也是未来胸外科发展的方向。

完全胸腔镜手术仅需做1～3个1.5 cm的胸壁小孔。微小的医用摄像头将胸腔内的情况投射到大的显示屏幕。手术视野根据需要可以放大,显示细微的结构,比肉眼直视下更清晰更灵活。所以,手术视野的暴露、病变细微结构的显现、手术切除范围的判断及安全性好于普通开胸手术。胸腔镜手术对医生的要求更高,必须经过严格的培训,才能真正掌握胸腔镜下复杂手术的操作。

追溯其历史,胸腔镜技术最早起源于20世纪初,早在1912年,瑞典的Jacobeus就对胸腔镜技术进行了报道,但是限于器械和技术的原因,在很长时间内胸腔镜技术仅用于胸膜疾病的诊断和结核性胸膜炎的胸膜粘连松解。直到20世纪90年代,随着内镜摄像系统的进步,以及内镜用切割缝合器及其他内镜下器械(剪刀及分离钳等)的出现,外科胸腔镜技术才大规模发展起来。1992年,北京大学的王俊教授创立了我国电视胸腔镜和胸部微创外科,自此我国的胸外科进入了微创发展时代。

(李 馨)

实训三 胃肠减压护理

【情景导入】

患者男,36 岁。以"腹痛 4 h"为主诉急诊入院。4 h 前聚餐饮酒后感不适,突发上腹部剑突下剧烈疼痛,伴恶心、呕吐 3 次,呕吐物为胃内容物,3 h 前腹痛蔓延至右侧中、下腹部。患者急性病容,蜷曲体位,腹部拒按,烦躁不安,出冷汗。

体格检查:T 37.6 ℃,P 104 次/min,R 24 次/min,BP 90/60 mmHg。全腹压痛和反跳痛明显,剑突下最显著,腹肌呈"木板样"强直,偶闻肠鸣音。肝浊音界消失,移动性浊音(±)。直肠指检未见异常。急查血 WBC 11×10^9/L,Hb 140 g/L。

拟诊为"消化道穿孔并急性弥漫性腹膜炎",准备急诊手术。

请你遵医嘱为其行胃肠减压。

【实训目的】

1.能够复述胃肠减压的目的。

2.能够正确进行胃肠减压操作。

3.能够阐述胃肠减压的护理要点和注意事项。

4.具有爱伤观念,体现人文关怀。

【护理评估】

1.健康史:患者的一般情况和治疗情况。

2.身体状况:患者的病情、意识状态、生命体征、腹部情况、鼻腔情况。

3.心理-社会状况:患者的心理状态和合作程度。

【实施操作】

1.操作流程见表 3-5。

表 3-5　胃肠减压护理的操作流程

简要流程	操作要点
自身准备	1.素质要求　仪表端庄,衣帽整齐,语言柔和,举止大方
	2.核对(两人)　执行单及医嘱,签名
评估	1.病情　患者病情及生命体征、意识状况、心理状态、合作程度等
	2.治疗情况　是否有人工气道,食管、胃肠梗阻情况
	3.局部　患者鼻腔是否通畅、鼻腔黏膜有无糜烂

续表 3-5

简要流程	操作要点
操作前准备	1. 环境　整洁、安静、安全、光线充足,温度、湿度适宜
	2. 护士　洗手,戴口罩
	3. 用物　胃肠减压模型、治疗车、治疗盘、治疗碗 2 个(内盛生理盐水)、弯盘、一次性治疗巾、小药杯(内放石蜡油棉球)、便携式手电筒或瞳孔笔(医用)、12 ~ 14 号胃管、20 mL 注射器、纱布、胶布(或鼻贴)、剪刀、镊子、棉签、血管钳、压舌板、听诊器、负压吸引器、一次性无菌橡胶手套、病历夹、手消毒液、一次性口罩、生活垃圾桶、医疗垃圾桶
操作过程	1. 核对解释　核对患者床号、姓名和腕带信息,向患者解释胃肠减压的目的,取得患者配合 胃肠减压的目的:利用负压作用,将胃肠道中积聚的气体、液体吸出,减轻胃肠道内压力;减少胃肠道内容物流入腹腔;消化道及腹部手术前减轻胃肠胀气,增加手术安全性;术后减轻吻合口张力,促进吻合口愈合;通过对吸出物的判断,可观察病情变化,协助诊断;解除梗阻;减少肠腔内的细菌和毒素,改善肠壁血运
	2. 环境准备　环境适宜,注意保护患者隐私,必要时关闭门窗
	3. 患者准备　协助患者取半坐位或者舒适卧位,洗手
	4. 胃肠减压 (1)置管前准备:颌下铺治疗巾,把弯盘置于颌下。戴手套,棉签清洁鼻腔。再次核对患者床号、姓名 (2)测量长度:检查胃管,测量胃管插入长度。①前额发际到剑突。②鼻尖到耳垂+鼻尖到剑突。做好标记,成人一般 45 ~ 55 cm,婴幼儿一般 14 ~ 18 cm (3)插入胃管:石蜡油润滑胃管前端,镊子夹住胃管前端,沿一侧鼻孔轻轻插入,到咽喉部(14 ~ 15 cm)时,嘱患者做吞咽动作,随之迅速将胃管插入 (4)证实胃管在胃内:可选用其中一种方法。①胃管末端接注射器抽吸,有胃液抽出;②置听诊器于胃部,用注射器从胃管注入 10 mL 空气,听到气过水声;③当患者呼气时,将胃管末端置于治疗碗的液体中,无气泡逸出 (5)妥善固定:固定胃管,使负压吸引器形成负压,连接胃管,胶布妥善固定 (6)贴上标识:贴胃管标识,注明时间以及深度 (7)观察引流情况:观察胃肠减压引流液的颜色、性状、量 (8)撤除用物:撤去治疗巾,脱手套,再次核对患者信息
	5. 健康教育　询问患者的操作感受,嘱患者卧床休息;告知患者床上活动时保护好胃管和其他管道,避免管道意外脱出;胃肠减压期间禁止饮水和进食,根据自身情况漱口、刷牙
操作后	1. 安置患者　整理床单位,协助患者取舒适卧位
	2. 用物处理　整理用物,分类放置
	3. 洗手记录 (1)洗手:洗手、摘口罩 (2)记录:操作时间和引流情况

2.注意事项

（1）根据病情、年龄选择合适的胃管，有食管静脉曲张或食管梗阻的患者术前不宜插胃管。

（2）使用胃肠减压器之前，必须检查其完整性、有无漏气。

（3）插管动作要轻稳，以免损伤黏膜。

（4）插管过程中发生咳嗽、呼吸困难、发绀等症状应立即拔出，休息片刻后重插。

（5）使用过程中需保持负压吸引状态，保证胃管通畅。胃管不通畅时，遵医嘱用生理盐水冲洗胃管，反复冲洗直至通畅，但食管、胃手术后要在医生指导下进行，少量、低压冲洗，以防吻合口瘘或出血。

（6）胃肠减压期间，每日给予患者口腔护理以及鼻腔清洁。

（7）胃肠减压期间，观察胃肠减压引流物的颜色、性状、量，水、电解质情况及胃肠功能恢复情况。

【操作测评】

胃肠减压护理的评分标准见表3-6。

表3-6　胃肠减压护理的评分标准

项目		自评、互评、师评要点	评分	得分
自身准备（9分）		（1）着装整齐	2	
		（2）仪表、举止、语言、态度合适	4	
		（3）核对（两人）执行单及医嘱	3	
评估（8分）		（1）患者的病情及生命体征，意识状况、心理状态、合作程度	2	
		（2）患者鼻腔是否通畅，鼻腔黏膜有无糜烂	6	
操作前准备（7分）	环境	整洁、安静、安全、光线充足，温度、湿度适宜	2	
	护士	洗手、戴口罩正确	2	
	用物	用物准备齐全、准确	3	
操作过程（58分）	核对解释（3分）	再次核对，目的、方法解释正确	3	
	环境（2分）	环境适宜，注意保护患者隐私，必要时关闭门窗	2	
	患者准备（2分）	协助患者取半坐位或者舒适卧位	2	

续表3-6

项目		自评、互评、师评要点	评分	得分
操作过程 (58分)	胃肠减压 (51分)	(1)置管前准备正确	5	
		(2)测量长度正确	7	
		(3)插入胃管方法正确	7	
		(4)证实胃管在胃内正确	7	
		(5)妥善固定正确	5	
		(6)贴上标识正确	5	
		(7)观察引流情况正确	5	
		(8)撤除用物正确	5	
		(9)健康教育正确	5	
操作后(8分)		(1)妥善安置患者	2	
		(2)用物处理恰当	2	
		(3)洗手、摘口罩正确	2	
		(4)记录方法准确	2	
评价 (10分)		(1)注意保护患者安全、心理护理和职业防护,注重人文关怀和有效沟通	3	
		(2)动作轻巧、稳重、准确,操作熟练,镊子使用规范	3	
		(3)用物处理符合要求	2	
		(4)操作时间<10 min	2	
关键缺陷		胃肠减压操作失误		
总分			100	

【测一测】

1.术后患者胃扩张,最重要的护理措施是

　　A.预防休克　　　　　B.应用抗生素　　　　　C.持续胃肠减压

　　D.肌内注射新斯的明　E.纠正水、电解质平衡失调

2.患者男,54岁。外伤性肠穿孔修补术后2 d,肠蠕动未恢复,腹胀明显,其最重要的护理是

　　A.禁食　　　　　　　B.半卧位　　　　　　　C.胃肠减压

　　D.肛管排气　　　　　E.针刺穴位

3.胃肠减压的目的不正确的是

　　A.减轻腹胀　　　　　B.促进胃肠蠕动　　　　C.改善胃肠壁血运

　　D.维持水、电解质平衡　E.降低吻合口的张力

4.持续胃肠减压时间较长时应加强的护理项目是

    A.口腔卫生   B.预防压疮   C.及时更换引流盒

    D.记录引流情况   E.要服药时,由胃管注入

5.溃疡病急性穿孔患者非手术治疗初期,最重要的护理措施是

    A.半卧位   B.准确记录出入量   C.禁饮食,胃肠减压

    D.严密观察病情变化   E.应用抗生素控制感染

6.停止胃肠减压最主要的指征是

    A.肛门排气   B.腹胀减轻   C.腹痛消失

    D.肠鸣音减弱   E.胃肠减压3 d以上

【知识拓展】

胃肠减压插管深度

    有文献报道,插胃肠减压管直至导管侧孔全部进入胃内的深度为55～60 cm。亦证明要使导管侧孔完全到达胃内,起到良好的减压效果,插管深度必须在55 cm以上。对以往插管回顾,插入胃管后,只能抽出少量胃液,有时仅抽出少量黏液而无胃液抽出,听诊胃中有气过水声,虽证明胃管在胃内,但术后减压效果不佳,患者出现腹胀,胃蠕动恢复慢,使置管时间延长。观察组将胃肠减压管插入深度增加10～13 cm,达到55～68 cm,能使胃液引流量增多,患者腹胀明显减轻,其效果明显优于对照组,说明此方法可取。测量方法可由传统法从耳垂至鼻尖再至剑突的长度加上从鼻尖至发际的长度为55～68 cm,术中观察胃管顶端正好在胃窦部,侧孔全部在胃内,有利于引流。

(余小柱)

实训四

T 管引流护理

【情景导入】

患者男,56 岁。因"间断腹痛 5 d,加重 1 d"入院。现病史:入院前 5 d 无明显诱因出现腹痛,右上腹部疼痛明显,呈阵发性,自服止痛药后缓解。近 1 d 来上腹部疼痛加剧,呈进行性加重,止痛药不缓解,不伴恶心、呕吐,来院治疗。上腹部 CT 示:胆总管下段多发结石,胆管系统扩张。以"急性胆管炎"收治入院。发病以来,神清,精神差,饮食尚可,大便稀、小便正常。既往史:患者既往有冠心病病史 5 年,平时未服药,否认高血压、糖尿病、慢性支气管炎病史,无肝炎、结核及其他传染病病史,无外伤、手术及药物过敏史。

体格检查:T 36.5 ℃,P 75 次/min,R 20 次/min,BP 130/70 mmHg,发育正常,营养中等,神清语利,查体合作。全身皮肤黏膜无黄染、皮疹及出血点。心脏浊音界不大,律整,各瓣膜听诊区未闻及明显杂音。腹软,右上腹部有压痛,无反跳痛及肌紧张,Murphy 征阳性,肝、脾未触及,肠鸣音正常。双下肢无水肿。辅助检查:完善血常规、尿常规、肝肾功能、电解质、肺及上腹部 CT 等检查。

诊断:①急性胆管炎;②胆总管结石。行胆总管切开取石术、T 管引流术。

请你遵医嘱为术后患者进行 T 管引流护理。

【实训目的】

1. 能够复述 T 管引流护理的目的。

2. 能正确实施 T 管引流护理。

3. 能够阐述 T 管引流护理的注意事项。

4. 具有爱护患者、尊重患者、保护患者隐私的观念。

【护理评估】

1. 健康史:患者的现病史、既往史、家族史和一般情况等。

2. 身体状况:患者的意识状态、生命体征及尿量;有无发热、腹痛、黄疸;皮肤、巩膜黄染消退情况;T 管引流情况,切口渗出情况,挤压引流管判断引流是否通畅,观察引流液的颜色、性状、量。

3. 心理-社会状况:患者的心理反应,有无焦虑、恐惧等表现;是否知晓病情;是否理解和配合。

【实施操作】

1. 操作流程见表 3-7。

表 3-7　T管引流护理的操作流程

简要流程	操作要点
自身准备	1. 素质要求　着装整洁,语言柔和,举止端庄
	2. 核对(两人)　执行单及医嘱,签名
评估	1. 病情　患者生命体征及腹部体征,观察患者有无发热、腹痛、黄疸等
	2. 患者情况　皮肤情况,切口情况,引流情况
操作前准备	1. 环境　环境清洁、安静、舒适,减少人员走动,必要时屏风遮挡
	2. 护士　洗手,戴口罩
	3. 用物　治疗盘、棉签、弯盘、碘伏、一次性引流袋、无菌换药碗内无菌纱布 2 块、无齿血管钳 2 把、卵圆钳、治疗巾、一次性无菌手套、手消毒液、医疗垃圾桶、别针、笔、标签纸、记录单
操作过程	1. 核对解释　核对患者床号、姓名和腕带信息,向患者和家属解释引流护理操作的目的和方法,取得患者配合 T 管引流的目的:引流胆汁和胆管减压;引流残余结石;支撑胆管;预防因手术创伤而引起的胆管水肿、缝合口胆汁外漏引起的胆汁性腹膜炎、膈下脓肿等并发症
	2. 环境准备　环境清洁、安静、光线明亮,温度舒适,必要时屏风遮挡
	3. 患者准备　备齐用物,协助患者取平卧位或半卧位
	4. 更换前准备 (1)暴露 T 管及右侧腹壁,注意遮挡患者 (2)洗手 (3)无菌治疗巾铺于引流管下方,弯盘置于治疗巾上,观察伤口周围及纱布情况 (4)再次核对患者床号、姓名 (5)用无齿血管钳双重夹住引流管近端
	5. 取下引流袋 (1)洗手,戴手套 (2)用棉签蘸取碘伏,消毒引流管与引流袋衔接处 (3)断开引流袋,卵圆钳夹取无菌纱布块包裹引流管口,放在弯盘内 (4)引流袋弃置于医疗垃圾桶内 (5)脱手套,将手套弃置于医疗垃圾桶内
	6. 连接引流袋 (1)洗手 (2)棉签蘸取碘伏消毒引流管接口,由近到远 (3)打开一次性引流袋,出口处拧紧 (4)将新的引流袋与引流管连接牢固
	7. 固定引流袋　妥善固定引流管,固定在衣服或床单上

续表 3-7

简要流程	操作要点
操作过程	8. 观察和撤物
	(1)松开无齿血管钳
	(2)检查引流是否通畅,从引流管近端向远端挤压,确认通畅
	(3)粘贴引流管、引流袋标识
	(4)撤去弯盘和治疗巾
	(5)将污染物品弃置于医疗垃圾桶内
	(6)再次核对患者信息
	9. 健康教育
	(1)饮食指导:注意饮食卫生,定期驱除肠道蛔虫
	(2)复诊指导:非手术治疗患者定期复查,出现腹痛、黄疸、发热等症状时,及时就诊
	(3)带 T 管出院患者的指导:①穿宽松柔软的衣服,以防管道受压;②淋浴时,可用防水敷料覆盖引流管口周围皮肤,以防感染;③避免提举重物或过度活动,以免牵拉 T 管导致脱出;④出现引流异常或管道脱出时,及时就诊
操作后	1. 安置患者　整理床单位,协助患者取舒适体位
	2. 用物处理　整理用物,分类放置
	3. 洗手记录
	(1)洗手:洗手、摘口罩
	(2)记录:操作时间,引流液的性状、颜色和量

2. 注意事项

(1)T 管引流的护理

1)妥善固定:将 T 管妥善固定于腹壁,防止翻身、活动时牵拉造成管道脱出。

2)加强观察:观察并记录引流出胆汁的颜色、性状和量。正常成人每日分泌胆汁800~1 200 mL,呈黄绿色、清亮、无沉渣,且有一定黏性。术后 24 h 内引流量 300~500 mL,恢复饮食后可增至每日 600~700 mL,以后逐渐减少至每日 200 mL 左右。如 T管无胆汁引出,应注意检查 T 管有无脱出、扭曲;如胆汁过多,提示胆总管下端有梗阻可能;如胆汁混浊,应考虑结石残留或胆管炎症未完全控制。

3)保持通畅:防止 T 管扭曲、折叠、受压。引流液中有血凝块、絮状物、泥沙样结石时要定时挤捏,防止管道阻塞。必要时用生理盐水低压冲洗或用 50 mL 注射器负压抽吸,操作时需注意避免诱发胆管出血。

4)预防感染:长期带管者,定期更换引流袋,更换时严格无菌操作。平卧时引流管的远端不可高于腋中线,坐位、站立或行走时不可高于引流管口平面,以防胆汁逆流引起感染。引流管口周围皮肤覆盖无菌纱布,保持局部干燥,防止胆汁浸润皮肤引起炎症反应。

5)拔管护理:若 T 管引流出的胆汁色泽正常,且引流量逐渐减少,可在术后 10~14 d试行夹 1~2 d;夹管期间注意观察病情,若无发热、腹痛、黄疸等症状,可经 T 管行胆管造影,造影后持续引流 24 h 以上;如胆管通畅,无结石或其他病变,再次夹闭 T 管 24~48 h,患者无不适可予拔管。年老体弱、低蛋白血症、长期使用激素者可适当延长 T 管留置时间,待窦道成熟后再拔除,避免胆汁渗漏至腹腔引起胆汁性腹膜炎。拔管后,残留窦道用凡士林纱布填塞,1～2 d 内可自行闭合;观察腹部体征、体温变化、有无渗液及皮肤黏膜等情况。若胆管造影发现有结石残留,则需保留 T 管 4～8 周,再做取石或其他处理。

(2)T 管引流并发症的护理

1)出血:可能发生在腹腔、胆管内或胆肠吻合口。

原因:①腹腔内出血可能与术中血管结扎线脱落、肝断面渗血及凝血功能障碍有关;②胆管或胆肠吻合口出血多因结石、炎症引起血管壁糜烂、溃疡或手术操作引起。

表现:①腹腔内出血多发生于术后 24～48 h,可见腹腔引流管引流出的血性液体超过 100 mL/h,持续 3 h 以上,伴心率增快、血压下降;②胆管内或胆肠吻合口出血在术后早期或后期均可发生,表现为 T 管引流出血性胆汁或鲜血,粪便呈柏油样,可伴心率增快、血压下降等。

护理:①严密观察生命体征及腹部体征;②一旦发现出血征兆,及时报告医师并采取相应措施,防止发生低血容量性休克。

2)胆瘘:因术中胆管损伤、胆总管下端梗阻、T 管脱出所致。

原因:术中胆管损伤、胆囊管残端破漏是胆囊切除术后发生胆瘘的主要原因。

表现:患者出现发热、腹胀、腹痛、腹膜刺激征等表现,或腹腔引流液呈黄绿色胆汁样,常提示发生胆汁渗漏。

护理:观察腹部体征及引流液情况,一旦发现异常,及时报告医师并协助处理。①充分引流胆汁:取半卧位,安置腹腔引流管,保持引流通畅,将漏出的胆汁充分引流至体外是治疗胆瘘最重要的措施。②维持水、电解质平衡:长期大量胆瘘者应补液并维持水、电解质平衡。③防止胆汁刺激和损伤皮肤:及时更换引流管周围被胆汁浸湿的敷料,予氧化锌软膏或皮肤保护膜涂敷局部皮肤。

【操作测评】

T 管引流护理的评分标准见表 3-8。

表 3-8　T 管引流护理的评分标准

项目	自评、互评、师评要点	评分	得分
自身准备 (6分)	(1)着装整齐	2	
	(2)仪表端庄,举止大方,语言柔和	2	
	(3)核对(两人)执行单及医嘱	2	
评估 (6分)	(1)评估患者生命体征及腹部体征,观察患者有无发热、腹痛、黄疸等	2	
	(2)评估患者的皮肤、巩膜黄染消退情况等	2	
	(3)观察切口渗出情况,挤压引流管判断引流是否通畅,观察引流液的颜色、性状、量	2	

续表3-8

项目		自评、互评、师评要点	评分	得分
操作前准备（6分）	环境	关闭门窗，环境干净整洁	2	
	护士	洗手、戴口罩正确	2	
	用物	用物准备齐全、准确	2	
操作过程（66分）	核对解释（2分）	再次核对，目的、方法解释正确	2	
	环境（2分）	(1)环境清洁，温度、湿度适宜	1	
		(2)注意保护患者隐私	1	
	T管引流准备（2分）	将护理车推至患者床旁	2	
	更换T管引流袋（60分）	(1)核对床号、姓名，向患者解释操作目的正确	3	
		(2)患者体位摆放，暴露T管注意遮挡患者隐私	4	
		(3)双手消毒正确	4	
		(4)铺治疗巾，放置弯盘正确	4	
		(5)再次核对患者床号、姓名正确	3	
		(6)夹闭引流管正确	4	
		(7)消毒双手、戴手套正确	4	
		(8)消毒引流管与引流袋衔接处正确	4	
		(9)断开引流袋、处理旧引流袋正确	4	
		(10)再次洗手正确	4	
		(11)消毒引流管接口、更换新的引流袋正确	4	
		(12)固定引流袋正确	4	
		(13)检查引流管引流情况正确，粘贴引流标识正确	4	
		(14)撤去弯盘和治疗巾正确	4	
		(15)再次核对患者信息正确	3	
		(16)健康教育正确	3	
操作后（8分）		(1)妥善安置患者	2	
		(2)用物处理恰当	2	
		(3)洗手、摘口罩正确	2	
		(4)记录方法准确	2	

续表3-8

项目	自评、互评、师评要点	评分	得分
评价 (8分)	(1)注意患者安全、心理护理和职业防护,注重人文关怀和有效沟通	2	
	(2)动作轻巧、稳重、准确,操作熟练、规范	2	
	(3)用物处理符合要求	2	
	(4)操作时间<6 min	2	
关键缺陷	违反无菌操作原则		
总分		100	

【测一测】

1. 正常胆汁的颜色是
   A. 暗红色　　　　B. 淡红色　　　　C. 墨绿色
   D. 黄色或黄绿色　E. 淡白色或无色

2. T管拔管最重要的指征是
   A. 引流胆汁量逐日减少
   B. 引流管通畅,胆汁颜色正常
   C. 患者食欲好转,大便颜色正常
   D. 黄疸逐日消退,无发热、腹痛
   E. 胆管造影无残留结石,夹管后患者无异常

3. T管拔除前,夹管期间重点观察的内容是
   A. 体温、血压、意识　B. 腹痛、血压、体温　C. 腹痛、呕吐、体温
   D. 黄疸、血压、意识　E. 腹痛、体温、黄疸

4. 胆总管引流术后,T管引流胆汁过多常提示
   A. 胆管下端梗阻　　B. 十二指肠反流　　C. 肝细胞分泌亢进
   D. 胆管分泌胆汁过多　E 胆囊浓缩功能减退

5. T管造影后应开放引流时间为
   A. 6 h以上　　　　B. 8 h以上　　　　C. 12 h以上
   D. 16 h以上　　　 E. 24 h以上

6. 若胆管造影后发现有结石残留,做取石或其他处理前,需至少保留T管的时间为
   A. 1~2周　　　　B. 2~3周　　　　C. 3~4周
   D. 3~5周　　　　E. 4~8周

【知识拓展】

1. 胆总管探查术后置T管的优缺点

(1)优点:①引流胆汁。在术后胃肠功能没有恢复前,胃肠不蠕动,胆汁滞留于吻合口处,或Oddi括约肌痉挛使胆汁不能排出,胆汁可通过针眼向外渗出,胆汁外渗可刺激

周围组织发生炎症,最后可使吻合口附近瘢痕形成,而使吻合口狭窄。可能发生腹腔积液或胆汁性腹膜炎等,胆管下端梗阻时,T管可引流胆汁缓解黄疸。②支撑吻合口。胆肠吻合后,或胆管对端吻合后,T管或Y管可支撑吻合口,根据病情支撑时间,选择不同的支撑时间。③便于观察了解胆管内情况,观察引流物的颜色、性状和量,并可造影了解胆管内情况或吻合口情况。④取石和注药。如胆管内炎症、结石、出血等,可通过T管窦道用胆管镜取石,也可通过T管注入药物治疗,如胆管出血可注入止血药、抗生素等。

(2)缺点:①给患者带来思想压力和生活上的不便,有脱管风险,洗澡不便等。②需经常到医院换药。③可能发生逆行感染。

2. T管在其他疾病中的应用

(1)十二指肠外伤、肿瘤侵犯切除时:十二指肠损伤修补困难,用十二指肠空肠Roux-en-Y吻合术,可在十二指肠内放T管,长臂通过吻合口,空肠内潜行一段引出,促进吻合口愈合。

(2)胰腺假性囊肿、囊肿空肠吻合、胰管空肠吻合都可用T管引流。

(3)代替其他引流管:如无其他引流管,也可将T管短臂剪去,再剪侧孔作引流管用,但T管较硬,在使用时要注意,防止压迫肠管发生坏死穿孔。

(李凯歌)

实训五 腹腔引流护理

【情景导入】

患者男,52 岁。1 周前因"上腹部隐痛不适"就诊。神志清楚,精神良好,饮食睡眠良好,大小便正常,最近体重未见明显变化。查体:T 36.2 ℃,P 72 次/min,R 18 次/min,BP 136/93 mmHg。彩超提示:肝内异常回声,肝囊肿,胆囊壁毛糙。CT 提示:①肝右前叶下段占位,考虑血管平滑肌脂肪瘤;②肝脏多发囊性灶,考虑囊肿。既往无慢性病史;无手术史;无输血史;无食物、药物过敏史。偶尔饮酒,无烟嗜好。无家族性遗传病及传染病史。全身皮肤、黏膜未见明显黄染,全身浅表淋巴结未触及肿大。腹部平坦,未见胃肠型及蠕动波,腹壁静脉无曲张;腹肌柔软,腹部无压痛及反跳痛,肝脾肋下未触及,Murphy征(-);移动性浊音(-),肝及双肾区无叩击痛,肠鸣音正常。

诊断:①肝肿瘤;②肝囊肿。行"腹腔镜下肝肿瘤切除术"。

请你遵医嘱为术后患者进行腹腔引流护理。

【实训目的】

1. 能够复述腹腔引流护理的目的。

2. 能够熟练进行腹腔引流护理。

3. 能够说出腹腔引流护理的操作要点、注意事项。

4. 具有爱护患者、尊重患者的观念。

【护理评估】

1. 健康史:患者的现病史、既往史和一般情况等。

2. 身体状况:患者的全身情况、腹部情况、辅助检查情况等。

3. 心理-社会状况:患者的心理反应,有无焦虑、恐惧表现,对本病的认知程度、心理承受能力和治疗的合作情况。

【实施操作】

1. 操作流程见表3-9。

表 3-9　腹腔引流护理的操作流程

简要流程	操作要点
自身准备	1. 素质要求　着装规范,洗手,戴口罩
	2. 核对(两人)　执行单及医嘱,签名

续表3-9

简要流程	操作要点
评估	1.病情　患者全身情况、腹部情况、生命体征等
	2.患者情况　有无不适反应等
操作前准备	1.环境　环境整洁、温度适宜
	2.护士　洗手,戴口罩
	3.用物　治疗盘、碘伏、棉签、治疗巾、弯盘、一次性无菌手套、一次性引流袋、无齿血管钳、量杯、胶布剪刀、无菌纱布、别针、标签纸、笔、记录单、医疗垃圾桶
操作过程	1.核对解释　核对患者床号、姓名和腕带信息,解释引流操作的目的和意义、操作过程及操作过程中可能出现的不适,消除患者的恐惧心理,使患者能积极配合 腹腔引流的目的:引流积液,降低腹压,缓解腹胀;防止腹腔内渗血、渗液,引起感染加重;便于观察引流液的性状、颜色、量,以判断术后有无腹腔出血
	2.环境准备　环境清洁、安静舒适,必要时屏风遮挡
	3.患者准备　备齐用物,协助患者取半卧位
	4.倾倒引流液 (1)观察敷料及局部皮肤情况,注意保暖 (2)洗手,无齿血管钳夹闭引流管 (3)打开引流袋底夹 (4)倾倒引流液至量杯,查看引流液的性状、颜色和量 (5)记录引流量
	5.取下引流袋 (1)充分暴露引流管,将治疗巾置于引流管下方,放置弯盘 (2)再次核对患者床号、姓名 (3)手消毒、戴手套 (4)在无菌纱布的保护下分离引流袋与引流管连接,将引流管口放置弯盘内 (5)脱手套,将旧引流袋和手套弃置于医疗垃圾桶内
	6.连接引流袋 (1)洗手 (2)用棉签蘸取碘伏沿引流管内口由内向外消毒2遍 (3)打开一次性引流袋,更换新引流袋 (4)松开无齿血管钳,观察引流是否通畅
	7.固定引流袋 (1)妥善固定引流管,用别针或胶布将引流袋固定于床边或患者衣服上 (2)观察引流液情况,标注日期于引流袋上 (3)撤去治疗巾和弯盘 (4)再次核对患者信息
	8.挤压引流管 (1)挤压时,两手前后相接(前:近伤口处) (2)前面的手用力捏压住引流管 (3)后面的手示指、中指、拇指用力向远端滑行

续表3-9

简要流程	操作要点
操作过程	(4)先松开前面的手,再松开后面的手,反复操作,防止血块、坏死组织堵塞引流管 9.健康教育 (1)疾病知识指导:提供疾病本身以及治疗、护理的相关知识,争取患者及其家属的理解与配合 (2)饮食指导:解释腹部手术后肠功能恢复的规律,指导患者术后饮食从流质开始逐步过渡到半流食—软食—普食,鼓励其循序渐进、少量多餐,进食富含蛋白质、维生素的食物,促进机体恢复和切口愈合 (3)运动指导:解释术后早期活动的重要性,鼓励患者卧床期间进行床上翻身活动,视病情和患者体力早期下床走动,促进肠功能恢复,防止术后肠粘连,促进术后康复 (4)复诊指导:术后定期门诊复诊。若出现腹胀、腹痛、恶心、呕吐或原有消化系统症状加重等情况,应立即就诊
操作后	1.安置患者 整理床单位,协助患者取舒适体位 2.用物处理 整理用物,分类放置 3.洗手记录 (1)洗手:洗手、摘口罩 (2)记录:操作时间,引流液的性状、颜色和量

2.注意事项

(1)腹腔引流护理

1)引流管:妥善固定引流管,将引流袋固定于床边或患者衣服上,严防因翻身、搬动、起床活动时牵拉而脱落,减少引流管牵拉引起的疼痛;标识清楚;保持通畅,可经常用手由上向下挤压引流管,防止血块、坏死组织堵塞引流管;引流管不能高于腹腔引流出口,以免发生逆行性感染。

2)引流袋:引流袋须低于腹部引流口,以防逆行性感染;普通引流袋每日更换,抗反流型引流袋可2～3 d更换1次,更换时严格遵守无菌操作原则。

3)引流液:观察并记录引流液的颜色、性状和量,若发现引流液突然减少,患者伴有腹胀、发热,应及时检查管腔有无堵塞或引流管是否滑脱;对行负压引流者需根据引流液抽吸的情况及时调整负压,维持有效引流。

4)皮肤护理:保持引流管周围皮肤干燥、清洁,有渗液时及时更换敷料。

5)拔管指征:引流液清亮且量小于10 mL/d、无发热、无腹胀、白细胞计数恢复正常时,可考虑拔除腹腔引流管。

(2)预防并发症:预防腹腔脓肿和切口感染的发生。

1)合理使用抗生素:遵医嘱使用有效抗生素预防和控制感染。

2)充分引流:半卧位以利于体位引流,密切观察引流情况。

3)切口护理:观察切口敷料是否干燥,有渗血或渗液时及时更换敷料,观察切口愈合情况,及早发现切口感染征象。

【操作测评】

腹腔引流护理的评分标准见表3-10。

表3-10 腹腔引流护理的评分标准

项目		自评、互评、师评要点	评分	得分
自身准备 (4分)		(1)着装整齐,戴口罩、帽子、手套	1	
		(2)举止大方,不佩戴饰物	1	
		(3)核对(两人)执行单及医嘱	2	
评估 (9分)		(1)评估腹腔引流液的量、颜色、性状	3	
		(2)评估生命体征、腹部症状与体征变化等	3	
		(3)观察有无腹腔脓肿、切口感染	3	
操作前准备 (7分)	环境	关闭门窗,环境干净整洁	2	
	护士	洗手、戴口罩正确	2	
	用物	用物准备齐全、准确	3	
操作过程 (66分)	核对解释 (2分)	再次核对,目的、方法解释正确	2	
	环境 (2分)	(1)环境清洁,温度、湿度适宜	1	
		(2)注意保护患者隐私	1	
	腹腔引流准备 (2分)	将护理车推至患者床旁	2	
	更换腹腔 引流袋 (60分)	(1)核对床号、姓名、腕带信息	4	
		(2)向患者解释操作目的以取得配合	5	
		(3)环境准备、患者体位摆放正确	4	
		(4)夹闭引流管、倾倒引流液至量杯操作规范正确	5	
		(5)引流量记录准确	5	
		(6)铺治疗巾、放置弯盘正确	5	
		(7)再次核对正确	4	
		(8)手消毒、戴手套、分离引流袋与引流管正确	5	
		(9)消毒引流管内口、更换新引流袋正确	5	
		(10)松开无齿血管钳,观察引流通畅正确	5	
		(11)固定引流管、标注日期于引流袋上正确	5	
		(12)撤去治疗巾、弯盘,再次核对患者信息正确	4	
		(13)健康教育正确	4	

续表 3-10

项目	自评、互评、师评要点	评分	得分
操作后(8分)	(1)妥善安置患者	2	
	(2)用物处理恰当	2	
	(3)洗手、摘口罩正确	2	
	(4)记录方法准确	2	
评价 (6分)	(1)注意患者安全、心理护理和职业防护,注重人文关怀和有效沟通	2	
	(2)动作轻巧、稳重、准确,操作熟练、规范	2	
	(3)用物处理符合要求	2	
关键缺陷	违反无菌操作原则		
总分		100	

【测一测】

1.急性腹膜炎手术时,不属于放置腹腔引流管的目的是

  A.排除腹腔脓液　　　　B.引流腹腔积气　　　　C.排除腹腔坏死组织

  D.预防液体积聚引起感染　　E.维持电解质平衡

2.为保护腹腔引流管周围皮肤,常用的外涂药物是

  A.红霉素　　　　　　　B.氯霉素　　　　　　　C.金黄散

  D.磺胺嘧啶银　　　　　E.复方氧化锌

3.腹腔手术后,预防性引流渗液的腹腔引流管常规拔出的时间是

  A.1～2 d　　　　　　　B.3～4 d　　　　　　　C.5～7 d

  D.8～10 d　　　　　　　E.11～14 d

4.急性腹膜炎渗出液未完全吸收可并发

  A.休克　　　　　　　　B.中毒　　　　　　　　C.腹腔脓肿

  D.肠麻痹　　　　　　　E.水、电解质紊乱

5.不属于腹膜炎术后腹腔引流管拔管指征的是

  A.引流液减少　　　　　B.引流液稠厚　　　　　C.一般情况好转

  D.腹部症状缓解　　　　E.腹部体征好转

【知识拓展】

1.腹腔镜外科发展史上的里程碑

1901 年 George Kelling 用空气造气腹,通过"Koelioskopie"(体腔镜)观察狗的腹腔。

1911 年 H. C. Jacobaeus 观察腹水患者的腹腔。

1918 年 O. Goetze 设计自动气腹针。

1929 年 Heinz Kalk 设计 135°视角的窥镜,运用双套管针穿刺技术。

1934 年 John Ruddock 设计带有活检钳及单极电凝的腹腔镜系统。

1938 年 Veress 设计弹簧气腹针。

1952 年 Fourestier 制造出"冷光源"玻璃纤维照明装置。

1952 年 Hopkins 设计柱状石英腹腔镜。

1960 年 Kurst Semm 设计自动气腹机。

1987 年 Philippe Mouret 完成世界上第一例电视腹腔镜胆囊切除术。

1991 年苟祖武等在我国第一次报道电视腹腔镜胆囊切除术。

1994 年机器人手臂用于腹腔镜手术。

1996 年腹腔镜手术第一次通过因特网进行直播。

2. 腹腔镜外科的未来:随着腹腔镜外科的发展,目前我们所面临的问题已不是腹腔镜能够做什么手术,而是就某一种疾病而言,腹腔镜手术与传统开腹手术相比,哪一种对患者更有利。腹腔镜外科只是外科历史长卷中的一章,高科技的飞速发展,将使腹腔镜技术本身更趋现代化,模拟手、机器人、网络化代表了腹腔镜技术的几个发展方向。也许有一天外科医生将在更精细的如细胞、分子水平来进行手术以修改某些基因或改变某些成分。

3. 高举平台固定法:高举平台固定法,又称"Ω"固定法,就是将胶带中间位置粘贴在引流管路的正中,并 360°包绕导管后使导管高于皮肤 0.5 cm,再将两边的胶带粘贴于两边的皮肤上。高举平台固定法目前已被广泛应用于各类导管的固定中,包括各类静脉导管的固定,此法是有效保护各种引流管的良好固定方式。

近些年来,在临床护理工作中,高举平台固定法以越来越高的出镜率,走进临床,横扫留置在患者身上的各种管道。在探索科学管道固定方式的过程中,护理人员对高举平台固定法在导尿管、胸腔引流管、静脉留置针等管道固定中的有效性进行了谨慎评价,发现其具备下述优势。①固定效果牢固:平面粘贴于患者皮肤表面的胶布面积较大,稳定性好,不易脱落,明显减少胶布因粘贴不牢而反复进行的胶布重新粘贴,减少导管的脱出。②降低压疮风险:因其采取将管道紧密固定于胶布上并处于高于皮肤的位置,故而不会与患者皮肤产生直接接触,克服了传统固定法中管道对皮肤所产生的持久性压力损伤,减少压疮风险。③操作简单,易于掌握。④患者舒适感增强。⑤耗材少,经济成本低,具有广泛推广价值。⑥提高护理质量,减少护士工作量。总之,采用高举平台固定法美观、舒适、廉价坚固、不易脱落,可减少管道脱出和胶布松脱给患者带来疼痛,是一种简便易行的方法。

(李凯歌)

实训六 结肠造口护理

【情景导入】

患者男,49 岁。大便次数增加、带血 3 个月。3 个月前无明显诱因、排便次数增多,3~6 次/d,不成形,间断带暗红色血迹。发病以来进食尚可,喜食肉类,其父死于结肠癌。体格检查:T 37.2 ℃,P 78 次/min,R 18 次/min,BP 120/80 mmHg,一般状况稍差,皮肤无黄染,浅表淋巴结未触及肿大。心肺无异常。腹平坦,未见胃肠型及蠕动波,腹软,无压痛,无肌紧张,肝脾未及,移动性浊音(−),肠鸣音大致正常,直肠指诊:距肛门约 6 cm 处直肠管壁僵硬,有 2 cm×3 cm 凹陷区,周围隆起较硬,示指退出后指套上有黏液、脓血。直肠镜检查病理结果回报:直肠腺癌。辅助检查:大便潜血(+),血 WBC 5.6×10⁹/L,Hb 110 g/L。

诊断:低位直肠癌。

全身麻醉下行腹会阴联合直肠癌根治术(Miles 手术)治疗,术中左下腹行永久性乙状结肠造口。术后第 3 天,遵医嘱停止胃肠减压,拔除胃管。患者肠鸣音 4~5 次/min,当日进少量流质饮食,造口袋胀气明显,见黄色稀便约 50 mL,造口黏膜红润。患者和家属不知如何处理。

护士为患者示范护理结肠造口。

【实训目的】

1. 复述结肠造口护理的目的和注意事项。

2. 能够正确进行结肠造口护理操作。

3. 能够预防和及时发现结肠造口并发症。

4. 能够教会患者和家属护理结肠造口,提高自我护理能力和舒适度。

5. 操作过程中保持有效的护患沟通,体现人文关怀。

【护理评估】

1. 健康史:患者的年龄、性别、生活饮食习惯、家族史、手术史和一般情况。

2. 身体状况:患者的全身情况、肠蠕动恢复情况、造口及周围皮肤情况、腹壁切口愈合情况、饮食情况等。

3. 心理-社会状况:患者的心理状态、认知程度、经济状况、家庭支持程度。

【实施操作】

1. 操作流程见表 3-11。

表3-11　结肠造口护理的操作流程

简要流程	操作要点
自身准备	1.素质要求　仪表端庄,衣帽整齐,语言柔和,举止大方
	2.核对(两人)　执行单及医嘱,签名
评估	1.病情　患者对造口的了解程度、接受程度、自理程度、合作程度等
	2.治疗情况　患者手术切口愈合情况等
	3.局部　造口的活力、高度、性状和大小
操作前准备	1.环境　病室内无患者进行治疗或进餐,环境清洁、通风
	2.护士　洗手,戴口罩,修剪指甲
	3.用物　结肠造口模型、治疗车、温水、手套、剪刀、纱布或棉球、治疗碗、治疗巾、造口量度表、笔、造口护理用品附件(防漏膏、造口护肤粉)、造口袋2个、手消毒液、生活垃圾桶、医疗垃圾桶
操作过程	1.核对解释　核对患者信息,说明造口护理的目的和意义、操作过程及操作过程中可能出现的不适,消除患者的恐惧心理,使患者能积极配合 造口护理的目的:保持造口周围皮肤的清洁,观察和预防并发症的发生,帮助患者逐步回归正常生活
	2.环境准备　室内温度和光线适宜,注意保护患者隐私
	3.患者准备　患者平卧位,暴露造口
	4.取下造口袋 (1)做好准备:铺治疗巾于造口侧身体下方,放置弯盘。戴手套 (2)撕下底盘:一手按压皮肤,一手由上向下轻轻揭除已用的造口袋底盘,并观察内容物的性状和颜色 (3)清洁造口:用纱布或棉球蘸温水清洁造口黏膜及周围皮肤;由外向内环形清洁,避免沾手,并用纱布彻底擦干 (4)观察造口:观察周围皮肤及造口的情况,有无湿疹、红肿,造口形状等
	5.更换造口袋 (1)测量造口:用造口量度表测量造口的大小 (2)做好标记:在造口袋底盘上绘线,做记号 (3)裁剪底盘:沿记号修剪造口袋底盘,抹平锐利边缘,裁剪的底盘大于造口底圈1~2 mm (4)清洁保护:再次清洗并吸干造口黏膜及周围皮肤的水分,必要时涂防漏膏、造口护肤粉于造口黏膜皮肤交界处 (5)粘贴底盘:撕去底盘保护纸,按照造口位置由下而上将造口袋底盘贴在皮肤上,轻压内侧周围,再由内向外侧加压,使造口底盘紧贴在皮肤上 (6)扣好袋夹:扣好造口袋尾部的袋夹,嘱患者用自己的手掌轻轻按压造口处 (7)撤除用物:撤除治疗巾和弯盘,脱手套
	6.健康教育　为患者和家属讲解造口护理知识,了解健康造口的形态,教会患者自我护理的步骤;交代饮食注意事项;帮助患者树立适应造口、恢复正常生活的信心;同时注意保护患者的隐私和自尊

续表 3-11

简要流程	操作要点
操作后	1.安置患者 整理床单位,协助患者取舒适体位
	2.用物处理 整理用物,分类放置
	3.洗手记录 (1)洗手:洗手、摘口罩 (2)记录:更换时间,造口及周围皮肤情况,排泄物的颜色、量和性状

2.注意事项:结肠造口又称人工肛门,是近端结肠固定于腹壁外而形成的粪便排出通道。肠造口由自主神经支配,一般没有疼痛感,但对牵拉、缺血、疼痛敏感。一般于手术后 3 ~ 5 d,肠蠕动恢复后开放。排泄物通常呈液体状,进食固体食物后,排出液变稠或糊状。造口功能良好时,每天排出量在 200 ~ 700 mL。粪便的含水量决定了稠度和体积,饮食的改变也会使每天的排出量发生相应的变化。造口的观察非常重要(正常造口颜色和口腔颜色一致),要观察有无肠黏膜颜色变暗、发紫、发黑等异常,防止造口肠管感染、坏死。

(1)健康教育:护理过程中注意向患者详细讲解操作步骤。教会患者观察造口周围皮肤的血运情况,并定期用手扩张造口,防止造口狭窄;观察造口袋内液体的颜色、性状和量。注重心理护理,鼓励患者和家属说出内心感受,早日接受造口,积极参与造口护理,逐步掌握造口自我护理技能,早日恢复正常生活。健康教育的过程中,注意保护患者的隐私和自尊。

(2)更换过程中注意事项

1)保护切口:注意造口与切口的距离,防止切口污染。患者应取造口侧卧位,防止造口流出物污染腹部切口。

2)避免损伤:撕离造口袋时注意动作轻柔,避免过度刺激皮肤引起皮肤损伤。在更换造口袋或清洁造口时,有时会使毛细血管受损,少许渗血,只需用清洁纸巾或纱布稍加压迫就可止血,但渗血不断或颜色不正常,或有血从造口内部流出则应及时通知医师。

3)细心剪裁:造口袋裁剪时与实际造口相反,不规则造口要注意裁剪方向。造口袋底盘与造口黏膜之间保持适当空隙(1 ~ 2 mm),缝隙过大会导致粪便刺激皮肤引起破溃,缝隙过小易引起底盘边缘与黏膜接触部位不适甚至出血或肉芽组织增生。

4)保护皮肤:不宜选用强碱性用品或消毒药液清洁造口周围皮肤,宜用清水清洁,观察造口周围皮肤有无红、肿、破溃等现象。保护造口周围皮肤,减少肠液的刺激及湿疹的出现,常用造口护肤粉或防漏膏保护皮肤。避免过度冲洗造口黏膜附着的保护层,以免引起黏膜出血或增生。

5)小心粘贴:贴造口袋之前一定要保持造口袋周围皮肤干燥。如果便袋和胶片粘贴不当有皱褶,排泄物便会由褶口流出,刺激皮肤。因此,粘贴时要小心留意,尽量避免出现皱褶。

6）选择用品：根据情况选择合适的造口用品。若对现在所用的造口物品有过敏反应，应立即更换品牌。如使用造口辅助用品应当在使用前认真阅读产品说明书，如使用防漏膏应当按压底盘 10~20 min，增加底盘与皮肤黏膜粘贴牢固度。术后早期使用密闭式造口袋，肠功能恢复（造口袋胀袋）后，应佩戴排气碳片，碳片应粘贴在造口袋最高处。

（3）日常注意事项

1）及时更换：一般 3~5 d 更换，夏季可缩短更换时间，造口袋渗漏时随时更换，也可根据造口皮肤情况及造口底盘黏胶融化程度缩短或延长更换时间。造口袋内容物超过 1/3 时应及时排放，以免因重力牵拉而影响造口底盘的粘贴。更换时保护患者隐私，注意保暖。二件式造口袋可取下清洗。建议患者可备 3~4 个造口袋用于更换。

2）饮食指导：①肠造口患者宜进食高热量、高蛋白、高维生素的少渣食物，多饮水。②注意个人卫生，防止食物中毒等原因引起腹泻。③避免进食过多的粗纤维食物和胀气性（豆类、山芋等）、刺激性（辣椒、洋葱、大蒜等）食物，以免造成便秘、肠管和造口的梗阻或频繁更换造口袋引起生活工作的不便。

3）训练排便习惯，如为降结肠或乙状结肠造口术者，可定期采取结肠灌洗训练有规律的肠蠕动，以养成良好的排便习惯。

4）适度活动：适当掌握活动强度，避免过度增加腹压，导致人工肛门结肠黏膜脱出或造口旁疝。

5）定期扩张造口，防止狭窄。

【操作测评】

结肠造口护理的评分标准见表 3-12。

表 3-12　结肠造口护理的评分标准

项目		自评、互评、师评要点	评分	得分
自身准备 （9分）		（1）着装整齐	2	
		（2）仪表、举止、语言、态度合适	4	
		（3）核对（两人）执行单及医嘱	3	
评估 （8分）		（1）患者的心理状态、合作程度	4	
		（2）切口愈合情况；造口的活力、高度、性状和大小	4	
操作前准备 （7分）	环境	病室内无患者进行治疗或进餐，环境清洁、通风	2	
	护士	洗手、戴口罩正确	2	
	用物	用物准备齐全、准确	3	

续表 3-12

项目		自评、互评、师评要点	评分	得分
操作过程 (58分)	核对解释 (3分)	再次核对,目的、方法解释正确	3	
	环境 (2分)	室内温度和光线适宜,注意保护患者隐私	2	
	患者准备 (2分)	患者取平卧位,暴露造口	2	
	更换造口袋 (51分)	(1)准备正确	4	
		(2)撕下底盘正确	4	
		(3)清洁造口正确	4	
		(4)观察造口正确	4	
		(5)测量造口正确	4	
		(6)标记正确	4	
		(7)裁剪底盘正确	5	
		(8)清洁保护正确	4	
		(9)粘贴底盘正确	5	
		(10)扣好袋夹正确	4	
		(11)撤除用物正确	4	
		(12)健康教育正确	5	
操作后(8分)		(1)妥善安置患者	2	
		(2)用物处理恰当	2	
		(3)洗手、摘口罩正确	2	
		(4)记录方法准确	2	
评价 (10分)		(1)护患沟通有效,关爱患者,减轻患者的恐惧心理	2	
		(2)造口周围皮肤清洁	2	
		(3)操作有序,动作轻巧,注意节力原则	2	
		(4)用物备齐,处理规范	2	
		(5)操作时间<10 min	2	
关键缺陷		造口更换方法有误		
总分			100	

【测一测】

1. 对 Miles 手术后人工肛门的护理,不妥的是

    A. 右侧卧位   B. 保护腹部切口   C. 保护造口周围皮肤

    D. 教会患者使用人工肛袋   E. 肠功能恢复后开放造口

2. 患者男,57 岁,直肠癌行 Miles 手术。术后 10 d,患者出现腹部胀痛、恶心。腹壁造口检查:肠壁浅红色,弹性差,可伸入一小指。该患者可能出现的术后并发症是

    A. 便秘   B. 肠粘连   C. 吻合口瘘

    D. 造口狭窄   E. 造口肠段血运障碍

3. 对大肠癌术后结肠造口患者的护理措施中,正确的是

    A. 结肠造口一般于术后 1 周开放

    B. 当造口袋内容物超过 1/2 时,应及时更换

    C. 术后 7~10 d 切忌灌肠,以免影响伤口愈合

    D. 结肠造口开放后即应开始扩肛,以防造口狭窄

    E. 造口开放前应用无菌纱布敷盖结肠造口,避免感染

4. 对直肠癌手术行结肠造口患者的健康教育内容中不正确的是

    A. 应定期做造口扩张

    B. 为保持大便通畅,可进食大量粗纤维食品

    C. 化疗者定期复查白细胞总数及血小板计数

    D. 术后每 3~6 个月复查癌胚抗原、肝、肺等功能

    E. 可恢复正常人的生活和社交活动及适量运动

【知识拓展】

1. 造口患者的心理过程

震惊:患者在听到自己即将做造口时,常感到震惊、不知所措,不愿意接受造口。做造口后,拒绝看造口,很难接受它的存在。有些患者会出现脾气暴躁、悲观失望,不愿意与人接触。

预防性退缩:造口患者会采取回避态度,而且还表现出高度依赖性,患者心理上怕被别人遗弃,感情上非常脆弱和敏感,而且消极情绪非常严重,有失去自信和自尊的心理,这类患者非常需要宣泄内心的痛苦和疑虑。

认知障碍:患者没有办法,只好被迫接受事实,在认知过程中逐渐开始对如何护理好造口感兴趣,主动寻求帮助,心理状况比较平和、理智,能够主动谈论造口,所以这时是进行全面护理的最好时机。

适应阶段:在这个阶段,患者能成功而且熟练地护理造口,能不断摸索适合自己的护理方法,不断总结经验。已形成自己的饮食、运动、娱乐规律,还能主动帮助其他造口患者。

2. 造口治疗师:肠造口治疗师是指负责腹部肠造口的护理、预防及治疗肠造口并发症,为患者及家属提供咨询服务包括心理、康复护理及各种慢性伤口处理、失禁患者的护理,以患者完全康复为最终目的的专业护理人员。造口治疗师全程化管理是指从患者确

定做肠造口手术开始,由造口治疗师提供的术前心理干预、造口定位、标准宣教流程及内容、造口术后护理指导、并发症预防、出院护理评估、家庭护理教育及门诊随访等一系列的护理健康管理。全程化管理可推广规范的造口定位方法。造口定位即在术前根据患者的疾病、手术方式、患者个体差异及生活习惯预先在腹壁相应位置做好标记,以备医生做手术时作为参考。全程化管理有助于造口患者的心理护理。研究认为术前做好患者的心理疏导,有利于手术的顺利开展,术后的有效康复;造口师实施全程化护理有利于降低术后的并发症发生率,改善患者的生活质量,增加患者的主观能动性,促进造口患者生理方面的康复,更有利于他们心理社会生活方面的康复。

（李　馨）

实训七

膀胱冲洗护理

【情景导入】

患者女,60 岁。因"反复肉眼血尿半个月,加重 1 周"入院。患者半个月前无明显诱因出现间歇性终末无痛肉眼血尿,自服消炎药(具体不详)可缓解。近 1 周来出现尿频、尿急、尿痛等排尿刺激症状。1 周前无明显诱因再次出现间歇性全程肉眼血尿,伴灼痛。自诉食欲下降,体重减轻 2 kg。入院体格检查生命体征平稳,未发现异常。泌尿系统 B 超检查示:膀胱内占位性病变,考虑为膀胱癌;盆腔 CT 扫描示膀胱轮廓规则,膀胱壁无明显增厚,外缘光滑,右侧壁呈乳头状软组织肿块向腔内突出,基底部较窄,可见增强后强化线,未见蒂。拟诊为膀胱癌。

今晨在全身麻醉下行"经尿道膀胱肿瘤切除术(TURBT)+膀胱灌注"治疗。活检病理结果示:①膀胱移行细胞乳头状癌(T_1 期),浸润膀胱黏膜固有层;②膀胱周围及盆腔未见癌转移。

诊断:膀胱移行细胞乳头状癌(T_1 期)。手术过程顺利,术后留置 22 F Foley 三腔导尿管,术后返回病房。T 36.8 ℃,P 80 次/min,R 19 次/min,BP 115/78 mmHg。去枕平卧6 h。

请你遵医嘱为患者行膀胱冲洗护理。

【实训目的】

1. 能够复述膀胱冲洗护理的原理、目的和注意事项。

2. 能够正确实施膀胱冲洗护理操作。

3. 操作过程中进行有效的护患沟通,体现人文关怀。

【护理评估】

1. 健康史:患者的一般情况和治疗情况。

2. 身体状况:患者的意识状态、生命体征;膀胱区有无疼痛,有无急迫排尿感、屏气、大汗淋漓等膀胱痉挛症状;有无恶心、呕吐、抽搐、尿潴留等术后不适。

3. 心理-社会状况:患者的心理状态和合作程度。

【实施操作】

1. 操作流程见表 3-13。

表 3-13 膀胱冲洗护理的操作流程

简要流程	操作要点
自身准备	1. 素质要求 仪表端庄,衣帽整齐,语言柔和,举止大方
	2. 核对(两人) 执行单及医嘱,签名
评估	1. 病情 患者病情及生命体征、意识状况、心理状态、合作程度等
	2. 治疗情况 排尿情况,有无尿频、尿急、尿痛、膀胱憋尿感,是否排尽尿液
	3. 局部 检查导尿管的固定和通畅情况,观察导尿管内引流液的颜色和血块的大小、量,判断出血的类型和程度
操作前准备	1. 环境 病室内无患者进行治疗或进餐
	2. 护士 洗手,戴口罩
	3. 用物 膀胱冲洗模型、治疗车、治疗盘、血管钳、0.9%氯化钠注射液(36 ℃左右)、无菌膀胱冲洗装置(或输液器)1套、输液架、一次性治疗巾、安尔碘、无菌棉签、手消毒剂、弯盘、一次性手套1副、医嘱单、胶布、医疗垃圾桶、生活垃圾桶、便盆
操作过程	1. 核对解释 核对床号、姓名和腕带信息,向患者解释膀胱冲洗的目的,取得患者配合,冲洗过程中出现疼痛、心悸等不适时,及时告知护士 膀胱冲洗的目的:及时排除膀胱内的组织碎片、血块、细菌和黏液,预防尿管堵塞、尿路感染和止血,利于膀胱功能的恢复
	2. 环境准备 安静整洁,光线充足,酌情关闭门窗,屏风遮挡
	3. 患者准备 协助患者取平卧位,铺一次性治疗巾于臀下,露出导尿管
	4. 排空膀胱 排空膀胱,放空引流袋,以便冲洗液顺利滴入膀胱,有利于冲洗液与膀胱壁充分接触,达到冲洗的目的(若为血性尿液,应记录尿量)
	5. 准备冲洗 (1)挂冲洗液:再次核对患者的床号、姓名。先将冲洗管与冲洗液连接,再将密闭式生理盐水冲洗袋悬挂于输液架上,瓶内液面距膀胱平面约60 cm (2)夹闭引流管:戴手套,用血管钳夹闭引流管 (3)连接管路:洗手,消毒导尿管的冲洗管,将输液器与其相连
	6. 冲洗膀胱 (1)液体入膀胱:打开冲洗管,根据医嘱调节冲洗液速度,一般80~100滴/min(滴速不宜过快,以免引起患者强烈反应) (2)液体出膀胱:夹闭冲洗管,放开引流管,引流冲洗液 (3)反复冲洗:按需要如此反复冲洗。在冲洗过程中注意询问患者感受,观察患者的反应及引流液的性状(若冲洗液中有血块应加速冲洗)。若患者出现剧烈腹痛、膀胱痉挛、膀胱憋胀或有出血情况,立即停止冲洗,并通知医生 (4)评估:冲洗液入量和出量,膀胱有无憋胀感
	7. 冲洗后处理 冲洗完毕,取下冲洗管。妥善固定引流管(位置低于膀胱,以利引流尿液)。撤治疗巾,脱手套,再次核对患者信息
	8. 健康教育 妥善保护管道,翻身或下床活动时避免尿管扭曲、脱出;尿袋低于膀胱水平,利于引流;多饮水,产生足够的尿液冲刷尿路,预防感染

续表 3-13

简要流程	操作要点
操作后	1. 安置患者　整理床单位,协助患者取舒适卧位
	2. 用物处理　整理用物,分类放置
	3. 洗手记录 (1)洗手:洗手、摘口罩 (2)记录:冲洗液的名称、冲洗量,引流液的量和性状,冲洗过程中患者的反应,操作时间等

2. 注意事项

(1)严格执行无菌操作,防止医源性感染。保持管道固定良好和引流通畅,防止管道受压、扭曲,避免用力回抽导致黏膜损伤。尿量达集尿袋容量一半时及时倾倒,防止逆行感染。

(2)冲洗时,冲洗液瓶内液面距膀胱平面约 60 cm,以便产生一定的压力,利于液体流入,冲洗速度根据流出液的颜色进行调节,一般为 80 ~ 100 滴/min。

(3)如果滴入药液,须在膀胱内保留 15 ~ 30 min 后再引流出体外,同时变换不同体位,以保证药物与膀胱黏膜充分接触,保证药效的发挥。

(4)冲洗液应预处理,避免温度过冷或过热。水温过低刺激膀胱,引起膀胱痉挛导致继发性出血;水温过高加快局部血液循环,导致膀胱黏膜血管扩张,诱发或加重膀胱内伤口出血。寒冷气候,冲洗液应加温至 35 ~ 37 ℃。

(5)冲洗速度视尿液颜色、患者耐受程度而调整,冲洗液的量每次约 3 000 mL。冲洗时嘱患者深呼吸、尽量放松,以减轻不适。

(6)冲洗过程中和冲洗后密切观察患者生命体征和病情,及时处理异常情况。

1)若冲洗时患者感觉膀胱痉挛引起剧痛不适时,应当减缓冲洗速度及量,必要时停止冲洗,密切观察。

2)若患者感到剧痛或者引流液中有鲜血时,应当停止冲洗,通知医师处理,做详细记录,包括冲入量、引出量、引出液性状、引出液颜色、患者的不适及处理等。

3)若有少量渗血,可加快膀胱冲洗速度,或遵医嘱在冲洗液中加用麻黄碱等收缩血管药物,减轻出血。

4)若主诉膀胱憋胀感、引流量<冲洗量时,提示导尿管引流不畅,可尝试改变体位、调整导管位置、加压冲洗或使用注射器抽吸,必要时需更换导尿管。

5)若出现血压下降、脉搏增快,引流出鲜血量>100 mL/h 且易凝固,提示有活动性出血,需立即通知医生。

(7)向患者说明摄取足够水分的重要性,每天饮水量应在 2 000 ~ 3 000 mL,以产生足够的尿量冲洗尿路,预防感染发生。

(8)拔出导尿管

1)术后观察 2 ~ 3 d,如引流液颜色较深或呈鲜红色时,延长冲洗时间,如引流液清亮,无血尿,可通知医生拔除导尿管。

2)拔管前试行夹闭尿管,感到腹胀时开放,以锻炼膀胱功能。

3)拔管后感觉排尿乏力、排尿淋漓不尽者,嘱其大量饮水,达到内冲洗目的。

【操作测评】

膀胱冲洗护理的评分标准见表3-14。

表3-14 膀胱冲洗护理的评分标准

项目		自评、互评、师评要点	评分	得分
自身准备 (9分)		(1)着装整齐	2	
		(2)仪表、举止、语言、态度合适	4	
		(3)核对(两人)执行单及医嘱	3	
评估 (8分)		(1)患者的病情、意识状况、生命体征、心理状态、合作程度	4	
		(2)引流情况、排尿情况等	4	
操作前准备 (7分)	环境	病室内无患者进行治疗或进餐	2	
	护士	洗手、戴口罩正确	2	
	用物	用物准备齐全、准确	3	
操作过程 (58分)	核对解释 (3分)	再次核对,目的、方法解释正确	3	
	环境 (2分)	(1)环境清洁,温度、湿度适宜	1	
		(2)注意保护患者隐私	1	
	患者准备 (2分)	协助患者取平卧位,臀下铺治疗巾	2	
	膀胱冲洗 (51分)	(1)排空膀胱正确	7	
		(2)挂冲洗液正确	4	
		(3)夹闭引流管正确	4	
		(4)连接管路正确	8	
		(5)冲洗膀胱正确	12	
		(6)冲洗后处理正确	8	
		(7)健康教育正确	8	
操作后(8分)		(1)妥善安置患者	2	
		(2)用物处理恰当	2	
		(3)洗手、摘口罩正确	2	
		(4)记录方法准确	2	

续表3-14

项目	自评、互评、师评要点	评分	得分
评价 (10分)	(1)注意患者安全、心理护理和职业防护,注重人文关怀和有效沟通	3	
	(2)动作轻巧、准确,操作熟练,遵守无菌操作规程	3	
	(3)用物处理符合要求	2	
	(4)操作时间<10 min	2	
关键缺陷	违反无菌操作原则		
总分		100	

【测一测】

1. 膀胱冲洗过程中,需要停止操作并报告医生的情况是
   A. 感觉不适　　　　　B. 冲洗不畅　　　　　C. 剧烈疼痛
   D. 冲洗液混浊　　　　E. 冲洗速度过快

2. 膀胱冲洗护理措施中正确的是
   A. 冲洗越频繁越有利
   B. 饮水2 000～3 000 mL/d
   C. 冲洗速度40～60滴/min
   D. 堵管时可高压冲洗
   E. 冬天可加温冲洗液至38 ℃

3. 膀胱冲洗时,冲洗液加温的目的是
   A. 预防尿路感染　　　B. 减轻患者痛苦　　　C. 充分溶解药物
   D. 减轻膀胱憋胀感　　E. 防止冷刺激引起痉挛

4. 患者男,67岁。良性前列腺增生。行经尿道前列腺切除术后,膀胱冲洗的目的主要是
   A. 减轻疼痛　　　　　B. 预防感染　　　　　C. 便于观察病情
   D. 治疗膀胱疾病　　　E. 避免尿管堵塞

5. 前列腺增生经尿道行前列腺电切术后,通常拔出膀胱冲洗管的时间是
   A. 24 h　　　　　　　B. 48 h　　　　　　　C. 3～7 d
   D. 8～10 d　　　　　E. 2周

6. 不属于常用的膀胱冲洗液的是
   A. 生理盐水　　　　　B. 3%硼酸　　　　　　C. 70%乙醇
   D. 5%碳酸氢钠　　　　E. 0.02%呋喃西林

7. 患者男,72岁。因前列腺增生行经尿道前列腺切除术后12 h,引流尿液为鲜红色。查:尿管引流通畅,膀胱冲洗速度100滴/min。经询问,患者家属说之前引流淡黄色尿液,10 min前翻身后引流液颜色变红。此时,应如何处理?

8.患者男,72 岁。因尿频、夜尿次数增多 1 年余就诊。1 年前患者出现排尿费力、排尿迟缓、尿线变细现象,经常尿湿裤子,夜晚有遗尿现象,但从未发生过急性尿潴留。B 超示:前列腺 5.1 cm×4.4 cm×4.0 cm,残余尿量 105 mL;最大尿流率为 9.3 mL/s。以良性前列腺增生收住入院。该患者入院后第 5 天,行经尿道前列腺切除术,术后持续膀胱冲洗,在持续膀胱冲洗的过程中,患者出现心悸、烦躁、恶心、呕吐、抽搐,应考虑发生了什么? 为什么会出现这种情况? 应如何处理?

【知识拓展】

1.膀胱冲洗速度研究进展:护士重要的角色之一即为病情观察者。若护士对出血量判断有误,不仅延误病情,还会降低患者及家属对护士的满意度及信任感。医护人员对引流液颜色的判断没有统一的客观标准,存在主观差异,不能准确客观动态地描述患者的病情变化,影响医护人员对冲洗速度的正确调节,降低了健康教育效果。引流液颜色的变化也是影响患者心理焦虑、精神紧张的主要原因。

有文献报道,持续膀胱冲洗的速度直接影响治疗效果,且与术后出血及膀胱痉挛的发生有着密切联系。冲洗速度过快会引起膀胱壁的机械性损伤,使膀胱敏感性增高,导致膀胱痉挛次数增多,甚至加重膀胱出血。同时也会导致体温降低、心率加快、呼吸加速、血压升高等变化。此外,还会造成人力、物力等医疗资源的浪费。而冲洗速度过慢则达不到冲洗目的,不能及时将膀胱内血液稀释冲出,易形成血块堵塞导管,导致膀胱痉挛及出血的发生。传统观念认为经尿道前列腺切除术(transurethral resection of prostate,TURP)后持续膀胱冲洗速度一般控制在 80～120 滴/min,相关研究的持续膀胱冲洗速度并不一致。有术后早期快速冲洗法、瞬间急流快速冲洗法、不同速度交替冲洗法、依据冲洗液颜色调节冲洗速度等方法。目前,研究已证实冲洗液颜色是持续膀胱冲洗速度调节的有效依据。

在经尿道前列腺切除术、经尿道膀胱肿瘤电切术(transurethral resection of bladder tumor,TURBT)等术后,膀胱冲洗颜色可作为术后活动性出血的判断标准之一。颜色偏红,说明患者存在出血情况,若不及时加快冲洗速度,血凝块易堵塞尿管,患者往往有膀胱区坠胀、疼痛、痉挛等不适。冲洗液颜色较浅时,可调慢冲洗速度,以免增加治疗费用。中国人民解放军海军军医大学曹洁团队的 2019 年度国家自然科学基金青年项目课题《基于分光测色仪测量法的膀胱冲洗液比色卡研制》,运用分光测色仪对行经尿道前列腺切除术与经尿道膀胱肿瘤电切术后患者的膀胱冲洗液进行颜色测定,并研制膀胱冲洗液比色卡,对术后患者病情判断与冲洗速度调节有指导意义。

2.膀胱冲洗温度研究进展:研究显示,应用接近人体核心温度(35～37 ℃)的冲洗液进行 TURP 术后膀胱冲洗可有效减少膀胱痉挛及膀胱出血的发生率,减轻痉挛程度。当患者的体温差大于 0.3 ℃ 时即可有明显不适感。可术前连测 3 d 16:00 的肛温,取 3 次肛温的平均值作为冲洗液温度,也可将膀胱冲洗液温度保持在腋下体温温度,在术后测体温每 4 h 1 次,根据测量的体温调节持续膀胱冲洗的温度,体温超过 37 ℃ 时,以 37 ℃ 为最高温度。对长期留置导尿需行间断膀胱冲洗时,冲洗液温度在 21～38 ℃ 对患者的生命体征影响最小,考虑到温度对局部循环的影响和护理操作的成本效益因素,当室温大于21 ℃时,可行常温膀胱冲洗。脊髓损伤排尿功能障碍的患者,可用热冷交替的冲洗液冲洗进行膀胱功能训练,将2袋500 mL的呋喃西林冲洗液进行温度处理,使温度分别达到39 ℃和4 ℃,先用39 ℃冲洗液冲洗,再用4 ℃冲洗液冲洗,从而达到模拟正常的舒张、收缩的膀胱排尿方式。

（李　馨）

实训八
髋关节置换术后康复护理

【情景导入】

患者男,67 岁。左股骨颈骨折后行左侧人工全髋关节置换术后。

情景一:麻醉清醒后

请你协助患者进行卧位训练、肌力训练、关节活动,并对患者进行健康教育。

情景二:术后 3 d

请你协助患者进行站立训练,教会患者使用助行器辅助行走。

情景三:术后 2 周

请你对患者进行康复训练指导。

【实训目的】

1.能够复述髋关节置换术后康复护理的目的。

2.能够正确指导和协助患者开展髋关节康复锻炼。

3.能够阐述不同阶段髋关节置换的注意事项。

4.能进行有效的护患沟通,体现人文关怀。

【护理评估】

1.健康史:患者的手术史、治疗情况、康复情况和一般情况。

2.身体状况:患者的全身情况、现阶段的症状和体征。

3.心理-社会状况:患者对疾病的预后有无焦虑和恐惧心理,经济状况等社会支持情况。

【实施操作】

1.操作流程见表3-15。

表 3-15　髋关节置换术后康复护理的操作流程

简要流程	操作要点
自身准备	1.素质要求　仪表端庄,衣帽整齐,语言柔和,举止得体
	2.核对(两人)　执行单及医嘱,签名
评估	1.病情　意识状况、心理状态、合作程度等
	2.治疗情况　手术史、康复情况
	3.局部　髋部情况、疼痛情况等

续表3-15

简要流程	操作要点
操作前准备	1.环境　环境清洁,室内温度和光线适宜
	2.护士　洗手,戴口罩
	3.用物　软枕、丁字鞋、助行器、治疗车、医疗垃圾桶、生活垃圾桶、手消毒液、一次性外科口罩、病历夹
操作过程	1.核对解释　核对患者床号、姓名和腕带信息,说明康复锻炼的目的和意义,了解患者需求,消除患者的恐惧心理,使患者能积极配合 康复锻炼的目的:主动锻炼可减少术后并发症;促进患者恢复体力,增强患肢肌力,增大置换后髋关节的活动度和稳定度;改善和纠正患者因长期疾病所造成的错误姿势和步态,恢复日常生活动作的协调性,提高患者术后生活质量
	2.环境准备　整洁宽敞
	3.患者准备　无大小便需求,方便和配合开展锻炼,采取舒适体位
	4.麻醉清醒后 (1)卧位训练 1)平卧位:患肢外展20°～30°,双腿间放置"T"形枕或软枕,患肢穿丁字鞋,外展中立位 2)翻身:指导患者转向健侧(右侧)。先往左边移动,左手抓住右侧床栏,协助其翻身。左膝屈曲,肢体外展,双腿间夹软枕,后背和胸前垫软枕 (2)肌力训练 1)股四头肌训练:①股四头肌等长收缩(绷腿练习)。足背回钩,伸直膝关节,大腿肌肉收紧10 s后放松。②股四头肌非负重直腿抬高(抬腿练习)。足背回钩,腿伸直抬离床面15～20 cm,5～10 s后缓慢放下 2)臀肌训练:收紧臀肌5～10 s后放松 3)上肢肌力训练:双手拉拉环抬起上身,抬离床面5～10 s后放松 (3)关节活动:患者平卧于床上,双腿放松略分开,建议每次20～30组,每日3～4次。可根据活动耐受能力适当调整运动时间和频次,通过肌肉的收缩和放松,促进血液循环 1)踝泵运动:①踝关节背伸和跖屈运动。双腿伸展,放松,背伸(勾脚)至最大限度时保持5～10 s,放松后足跖屈(绷脚),足背下压至最大限度时保持5～10 s。②踝关节旋转运动。以踝关节为中心做360°旋转,尽力保持动作幅度最大,旋转一周后放松 2)膝关节运动:膝关节放松,足跟沿床面向臀部滑动,膝关节屈曲,足底贴近床面,5～10 s后放松
	5.术后3 d (1)站立训练:双腿向右边移动,躯干向对侧移动,放下右腿、穿右脚鞋,双手撑床坐起,上身抬起<90°、穿左脚鞋,扶患者站立(建议健侧先下床) (2)辅助行走:调节助行器为适宜高度,先前移助行器,左脚先迈步,右脚快速跟上
	6.术后2周　健康教育:避免过度屈曲、内收、内旋,屈髋<90°、内收不能超过身体中线;避免交叉腿、盘腿、坐矮凳、跷二郎腿、弯腰/下蹲拾物等动作;尽量不做易磨损关节的活动,如爬山、爬楼梯和跑步等

续表 3-15

简要流程	操作要点
操作后	1.安置患者　整理床单位,协助患者取舒适体位
	2.用物处理　整理用物,分类放置
	3.洗手记录 (1)洗手:洗手、摘口罩 (2)记录:操作时间和锻炼内容

2.注意事项

(1)术后避免重体力活动,以防假体脱位、骨折或松动。

(2)侧卧时应健肢在下,患肢在上,两腿间夹软枕;上楼时健肢先上,下楼时患肢先下;术后 1 个月内,一次坐位时间不能超过 0.5 h。

(3)术后 3~6 个月内避免做内收、内旋、屈髋大于 90°的动作,如不坐矮凳、不下蹲、不盘腿、不跷二郎腿、排便时使用坐便器等。

【操作测评】

髋关节置换术后康复护理的评分标准见表 3-16。

表 3-16　髋关节置换术后康复护理的评分标准

项目		自评、互评、师评要点	评分	得分
自身准备 (9分)		(1)着装整齐	2	
		(2)仪表、举止、语言、态度合适	4	
		(3)核对(两人)执行单及医嘱	3	
评估 (8分)		(1)患者的意识状况、心理状况和合作程度	4	
		(2)髋部情况、疼痛情况	4	
操作前准备 (7分)	环境	环境清洁,室内温度和光线适宜	2	
	护士	洗手、戴口罩正确	2	
	用物	用物准备齐全、准确	3	
操作过程 (58分)	核对解释 (3分)	(1)再次核对	1	
		(2)目的、方法解释正确	2	
	环境(2分)	整洁宽敞	2	
	患者准备 (2分)	无大小便需求,方便和配合开展锻炼	2	

续表 3-12

项目		自评、互评、师评要点	评分	得分
操作过程 (58分)	功能锻炼与 健康教育 (51分)	(1)平卧位指导正确	5	
		(2)翻身正确	5	
		(3)股四头肌训练正确	5	
		(4)臀肌训练正确	5	
		(5)上肢肌力训练正确	5	
		(6)踝泵运动正确	5	
		(7)膝关节运动正确	5	
		(8)站立训练正确	5	
		(9)辅助行走正确	5	
		(10)健康教育正确	6	
操作后(8分)		(1)妥善安置患者	2	
		(2)用物处理恰当	2	
		(3)洗手、摘口罩正确	2	
		(4)记录方法准确	2	
评价 (10分)		(1)操作正确熟练	4	
		(2)注意保护患者安全	3	
		(3)注重护患沟通和人文关怀	3	
关键缺陷		动作指导或健康教育错误		
总分			100	

【测一测】

1. 不属于股骨颈骨折常见表现的是
　　A. 畸形　　　　　　　B. 疼痛　　　　　　　C. 肿胀
　　D. 功能障碍　　　　　E. 患肢增长

2. 髋关节置换术后患者的体位是
　　A. 外展中立　　　　　B. 内收体位　　　　　C. 外展外翻
　　D. 自由体位　　　　　E. 内收内旋

3. 髋关节置换术后患肢肿胀明显,局部皮肤温度高,活动时疼痛加剧,最有可能发生
　　A. 心力衰竭　　　　　B. 脱位　　　　　　　C. 水肿
　　D. 静脉血栓　　　　　E. 肌肉萎缩

4. 髋关节置换术后允许的行为是
　　A. 盘腿坐　　　　　　B. 跷二郎腿　　　　　C. 坐矮凳子
　　D. 坐高凳子　　　　　E. 使用蹲便

5. 人工髋关节置换术适用于

A.骨性关节炎　　　　B.髋关节骨折　　　　　C.创伤性关节炎

D.类风湿性关节炎　　E.股骨头无菌性坏死

6.为延长假体使用寿命,髋关节置换术后1年,可进行的运动是

A.跳高　　　　　　　B.滑雪　　　　　　　C.打篮球

D.跳健身操　　　　　E.打太极拳

7.人工髋关节置换术后,由于康复训练不当可能引起哪些并发症?

【知识拓展】

1.全髋关节置换术:全髋关节由人工髋臼和人工股骨头组成。过去二者均用金属,实践证明并发症多,现已不用。现国内外均用超高分子聚乙烯制成的髋臼,低强度模量金属制成的人工股骨头。人工全髋关节的类型和设计较多,主要是股骨头的直径和与骨固定的髋臼面的设计。较厚的髋臼,直径相对小的人工股骨头组成的全髋,头臼摩擦力小,人工臼稳定,局部反应小。全髋关节置换术的并发症除有人工股骨头置换的并发症外,尚有人工髋臼的松动、脱位及负重区的超高分子聚乙烯面磨损后引发的局部反应。

2.全髋关节置换术的适应证:年满50岁且具有下列适应证者,可行全髋置换,对50岁以下者应慎重。

(1)髋臼破坏重或有明显退变,疼痛重,关节活动受限明显,严重影响生活及工作者。

(2)类风湿髋关节炎,关节强直,病变稳定,但膝关节活动良好者。

(3)股骨头无菌性坏死和陈旧性股骨颈骨折并发股骨头坏死,并严重变形、塌陷和继发髋关节骨性关节炎者。

(4)股骨头置换术、全髋置换术、髋关节融合术失败者。

(5)先天性髋关节发育不良者。

（李　　馨）

参考文献

[1]娄小平.外科护理学综合实践能力训练教程[M].郑州:郑州大学出版社,2020.

[2]李六亿,徐丹慧.《医务人员手卫生规范》解读[J].中华医院感染学杂志,2020,30(5):793-795.

[3]魏聪,周静,张丹丹,等.国内市场一次性无菌手术衣生产现状和阻湿态微生物性能因素分析[J].中国新技术新产品,2017(20):25-26.

[4]邓一志,王金英,郭识君.医用手套国内标准现状及中欧中美标准比对分析[J].中国标准化,2020(S1):39-45.

[5]王昱洁,郑岩,苏赛男,等.输液侧上肢屈曲外展位在仰卧位手术体位摆放中的应用效果分析[J].护士进修杂志,2021,36(1):82-84.

[6]孙克桂,王月青,张学琴,等.改良术侧上肢体位在神经外科侧卧位手术中的应用[J].护理研究,2019,33(10):1803-1805.

[7]周萍,吴丹,何巧芳.改良体位装置固定包在俯卧位颈椎后路手术患者的应用[J].护理学杂志,2018,33(20):43-44.

[8]高园艳,李珍.充气式高分子凝胶体位垫设计与截石位手术的应用研究[J].中国当代医药,2022,29(9):58-61.

[9]李乐之,路潜.外科护理学[M].7版.北京:人民卫生出版社,2021.

[10]朱擎琦.高频电刀安全性能检测及对策[J].中国医疗器械信息,2021,27(5):35-36.

[11]赵献峰,刘莉,戴海鹏,等.纱布绷带替代橡胶驱血带的回顾性分析[J].武警后勤学院学报(医学版),2021,30(5):98-100.

[12]王斌,白世斌,秦凯龙.针灸联合膀胱区穴位按摩治疗肛肠术后尿潴留的临床观察[J].中国中医急症,2017,26(4):708-710.

[13]马莉,刘进中,贾宝丽.穴位按摩联合滴注式不保留灌肠治疗肛肠术后粪便嵌塞[J].长春中医药大学学报,2015,31(5):1018-1019.

[14]陈凌燕,李玲玲.舒尿通煎剂配合穴位贴敷按摩对肛肠疾病术后尿潴留的预防效果观察[J].青海医药杂志,2017,47(6):73-74.

[15]王秋赛,冯德魁.中医多途径综合疗法对肛肠术后尿潴留临床症状及生活质量的影响[J].中国老年学杂志,2016,36(18):4536-4538.

[16]张艳,陈小芹.自制引流液比色卡在TURP术后持续膀胱冲洗患者中的应用分析[J].吉林医学,2017,38(11):2189-2190.

[17]马铮铮,钮美娥.经尿道前列腺电切术后持续膀胱冲洗的研究进展[J].护理学杂志,2020,35(6):98-100.

[18]曹洁,魏然,彭春雪,等.基于分光测色仪测量法的膀胱冲洗液比色卡研制[J].护理学报,2021,28(14):60-63.

[19]盖琼艳,王慧莹,魏志红,等.不同温度膀胱冲洗液对减少前列腺电切术后膀胱痉挛疗效的系统评价[J].循证护理,2017,3(3):205-208.

[20]许明熙,盛雷,汪礼军,等.《外科学》骨折外固定应用理论存疑及辨析[J].医学与哲学,2021,42(22):63-65.

[21]张迪颖,傅娟,孙红果,等.基于ICU管道管理目标驱动的平台高举式固定法应用实践[J].齐鲁护理杂志,2016,22(10):7-8.

[22]田燕丽,林美蓉,孙英丽."高举平台法"在固定血液透析管道中的应用[J].世界最新医学信息文摘,2015,15(88):144-145.

第一部分

实训一

一、答案:1. E 2. B 3. A

二、答案:1. D 2. C 3. D

三、答案:1. E 2. C 3. A

实训二

一、答案:1. B 2. A 3. E

二、答案:1. E 2. D 3. B

三、答案:1. B 2. B 3. C

四、答案:1. C 2. C 3. C

实训三

答案:1. C 2. A 3. C 4. D

实训四

答案:1. A 2. C

3.正确的执刀方式及适用情况如下。

(1)执弓式:是最常用的一种执刀方式,动作范围广而灵活,用力涉及整个上肢,主要在腕部。用于较长的皮肤切口和腹直肌前鞘的切开等。

(2)执笔式:用力轻柔,操作灵活准确,便于控制刀的活动度,其动作和力量主要在手指。用于短小切口及精细手术,如解剖血管、神经及切开腹膜等。

(3)握持式:全手握持刀柄,拇指与示指紧捏刀柄刻痕处。此法控刀比较稳定。操作的主要活动力点是肩关节。用于范围广、组织坚厚、用力较大的组织切开,如截肢、肌腱切开、较长的皮肤切口等。

(4)反挑式:是执笔式的一种转换形式,刀刃向上挑开,以免损伤深部组织。操作时先刺入,动点在手指。用于切开脓肿、血管、气管、胆总管或输尿管等空腔脏器,切断钳夹的组织或扩大皮肤切口等。

4.持针钳也叫持针器,主要用于夹持缝合针来缝合组织,有时也用于器械打结,其基本结构与血管钳类似。持针器的前端齿槽床部短,柄长,钳叶内有交叉齿纹,使夹持缝针稳定,不易滑脱。使用时将持针器的尖端夹住缝针的中、后1/3交界处,并将缝线重叠部分也放于内侧针嘴内。若夹在齿槽床的中部,则容易将针折断。血管钳是主要用于止血的器械,故也称止血钳,此外,还可用于分离、解剖、夹持组织,牵引缝线,拔出缝针或代镊使用。代镊使用时不宜夹持皮肤、脏器及较脆弱的组织,切不可扣紧钳柄上的轮齿,以免损伤组织。临床上血管钳种类很多,其结构特点是前端平滑,依齿槽床的不同可分为弯、直、直角、弧形、有齿、无齿等,钳柄处均有扣锁钳的齿槽。

第二部分

实训一

答案:1.D 2.B 3.A 4.D

实训二

答案:1.C 2.C 3.E 4.D 5.D 6.C 7.D 8.C 9.B

10.考虑为铜绿假单胞菌感染。伤口处理方法:①取分泌物做细菌培养和药敏试验。②剪掉高出皮肤不健康的肉芽。③用10%水合氯醛、庆大霉素、妥布霉素湿敷。④用过的器械单独处理,敷料燃烧。⑤密切观察患者全身情况,警惕败血症。

实训三

一、答案:1.B 2.B 3.E

二、答案:1.D 2.C 3.D 4.C

三、答案:1. E 2. C

四、答案:1. A 2. E 3. A 4. C

5. 应该拆开夹板检查,以防发生压迫性溃疡。

五、答案:1. E 2. E 3. E 4. A 5. A

6. 出现"5P"征,提示患者存在肢体血液循环受阻或神经受压的征象。"5P"征包括疼痛(pain)、苍白(pallor)、感觉异常(paresthesia)、麻痹(paralysis)、脉搏消失(pulseless)。一旦出现此类征象,立即放平肢体,通知医师全层剪开石膏,严重者须拆除,甚至行肢体切开减压术。

第三部分

实训一

答案:1. B 2. D 3. A 4. D 5. A

实训二

答案:1. E 2. C 3. E 4. C 5. E 6. E 7. D 8. E

9. 吸气末时,肺膨胀最充分,胸膜腔内残留气体最少;交感神经兴奋,机体轻度紧张,对疼痛抵抗性较好。

实训三

答案:1. C 2. C 3. D 4. A 5. C 6. A

实训四

答案:1. D 2. E 3. E 4. A 5. E 6. E

实训五

答案:1. E 2. E 3. B 4. C 5. B

实训六

答案:1. A 2. D 3. D 4. B

实训七

答案:1. C 2. B 3. E 4. E 5. C 6. C

7. 加快膀胱冲洗的速度(或用冰生理盐水冲洗),直到引流液颜色变清变淡;密切观察尿色、血压和脉搏的变化;保持引流通畅;向患者及家属解释尿色鲜红的原因,并予以安慰,告知患者翻身时,动作轻缓,卧床休息,暂时减少活动;报告医生;做好护理记录。

8. 考虑发生了经尿道切除术综合征。患者在行经尿道前列腺切除术中,大量的冲洗液被吸收,导致血容量急剧增加,出现稀释性低钠血症。应立即吸氧,遵医嘱给予利尿剂、脱水剂,减慢输液速度;静脉滴注3%氯化钠注射液纠正低钠;注意保护患者安全,避免坠床、意外拔管等。同时给予降低颅内压治疗。

实训八

答案:1. E 2. A 3. D 4. D 5. E 6. E

7. 深静脉血栓,坠积性肺炎,肌肉萎缩,关节挛缩,异常步态,长期髋关节疼痛、肿胀等。深静脉血栓有明显症状时,会引起肢体肿胀疼痛,倘若血栓脱落会危及患者的生命;肺炎会使肺功能下降,影响患者日常活动耐力;肌肉萎缩会造成髋关节不稳,影响假体的使用寿命;关节粘连会造成髋关节活动范围减小,髋关节不稳,影响假体的使用寿命,造成许多功能缺失。

前　言

外科护理学是护理专业的核心课程,作为护理学专业一门综合性的临床课程,对学生的知识、能力与素质都有很高的要求。通过学习外科护理学这门实践性的科学,学生能较好地将所学知识和技能与具体病情紧密联系,在临床实践中,灵活、合理地运用理论知识与技能。为增强学生的动手实践能力,进一步提高实验教学的质量,培养符合外科岗位胜任力的护士,在经过广泛调研的前提下,本团队编写了本教材。

本教材主要包含手术室基本护理技术、创伤护理技术、外科常见疾病护理技术三部分内容,共24项外科护理技术。在编写内容和形式上有以下特点。①实用:以案例教学为导向,通过学生对具体病例进行分析,在掌握单项实验操作的同时,提升临床思维能力。②专业:以外科常见疾病为临床病例,根据专科疾病的特点开展针对性的护理,为患者提供专业服务。③注重德育:以培养具备奉献精神和人文关怀品质的德才兼备的护理人才作为根本任务。

本教材力求将理论与临床实践相结合,学生在学习教材的基础上,通过练习题自测,举一反三,即时自评,深化理解,以熟练应用。

本教材在编写过程中,参考和借鉴了有关教材和文献资料,在此向各位编者表示诚挚的谢意!本教材的编写也得到了平顶山市第一人民医院和河南省人民医院的大力支持,在此表示感谢!

由于编者知识水平有限,书中难免有不妥之处,恳请广大师生、读者和护理界同仁不吝赐教,予以斧正,以臻完善。

编者
2022 年 5 月

目　录

第三部分　外科常见疾病护理技术

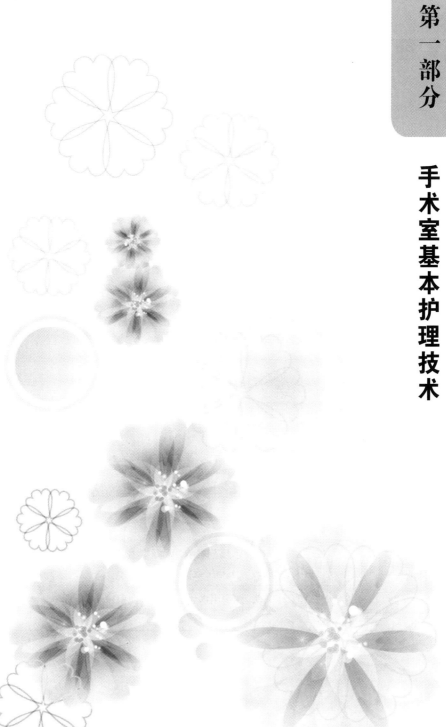

第一部分

手术室基本护理技术

实训一

手术人员的无菌准备

一、外科手消毒

【情景导入】

你作为器械(洗手)护士,准备参加手术。现已穿好洗手衣,戴好帽子、口罩,需要做进一步的手术前准备。

请你进行外科手消毒。

【实训目的】

1. 能够复述外科手消毒的要点及注意事项。

2. 外科手消毒方法正确。

3. 具有无菌观念、严谨的工作态度及团队合作能力。

【实施操作】

(一)外科手消毒(刷手法)

1. 操作流程见表1-1。

表1-1 外科手消毒(刷手法)的操作流程

简要流程	操作要点
自身准备	素质要求:着装整洁,语言柔和,举止端庄
操作前准备	1. 环境 周围宽敞、整洁明亮
	2. 护士 按手术部(室)要求规范着装,戴好帽子、口罩,摘除饰品,修剪指甲,指甲长度不超过指尖,无佩戴人工指甲或涂指甲油
	3. 用物 洗手池、水龙头、洗手用水、无菌手刷、无菌巾(或擦手纸)、皂液或洗手液、手消毒液、计时装置、镜子、洗手流程及说明图示

续表1-1

简要流程	操作要点
操作过程	1.洗手和手臂 (1)挽起衣袖至上臂下1/3以上 (2)用流动水冲洗双手、前臂和上臂下1/3 (3)取适量皂液或洗手液按七步洗手法揉搓双手和手腕,螺旋向上揉搓前臂至上臂下1/3 (4)指尖朝上,手高于肘部,沿一个方向用流动水冲洗手和手臂,换另一侧
	2.刷手和手臂 (1)无菌手刷湿润后接取适量皂液或洗手液 (2)三阶段双手交替刷手、前臂和上臂下1/3 (3)将手刷弃置于固定容器内 (4)指尖朝上,手高于肘部,沿一个方向用流动水冲洗手和手臂,换另一侧 (5)无菌巾(或擦手纸)依次擦干手、前臂和上臂下1/3后弃置于固定容器内
	3.手和手臂消毒 (1)取手消毒液于一侧手心,揉搓一侧指尖、手背、手腕,将剩余手消毒液环形揉搓至前臂、上臂下1/3,换另一侧 (2)再次取适量手消毒液,按照七步洗手法揉搓至干燥 手消毒的目的:清除并杀灭手和前臂表面的暂驻菌;减少常驻菌;抑制手术过程中皮肤表面微生物的生长、双手和前臂皮肤细菌的释放;防止病原微生物在医务人员和患者之间传播;有效预防手术部位感染
操作后	1.用物处理　用物使用后放置到指定容器内
	2.姿势　保持拱手姿势,进入手术间

2.注意事项

(1)不佩戴人工指甲,不涂指甲油,保持指甲和指甲周围组织清洁。

(2)手和手臂皮肤应无破损。

(3)手消毒过程中及手消毒后双手保持在胸前并高于肘部。

(4)冲洗时双手位于胸前高于肘部,保持指尖朝上,使水由指尖流向肘部,避免倒流。

(5)揉搓清洁双手时,应特别注意清洁指甲下的污垢和手部皮肤褶皱处。

(6)冲洗时避免溅湿洗手衣。

(7)刷手途中或刷手后触及其他物品要重新刷手。

(8)外科手消毒后未戴手套前,避免污染双手。

(9)手消毒液开启后应标明日期、时间,易挥发的醇类开瓶后使用期不超过30 d,不易挥发的产品开瓶后使用期不超过60 d。

(10)手消毒液的取液量、揉搓时间及使用方法应遵照产品使用说明。

(二)外科手消毒(免刷手法)

1.操作流程见表1-2。

表1-2 外科手消毒(免刷手法)的操作流程

简要流程	操作要点
自身准备	素质要求:着装整洁,语言柔和,举止端庄
操作前准备	1.环境 周围宽敞、整洁明亮
	2.护士 按手术部(室)要求规范着装,戴好帽子、口罩,摘除饰品,修剪指甲,指甲长度不超过指尖,无佩戴人工指甲或涂指甲油
	3.用物 洗手池、水龙头、洗手用水、无菌巾(或擦手纸)、皂液或洗手液、手消毒液、计时装置、镜子、洗手流程及说明图示
操作过程	1.洗手和手臂 同表1-1
	2.擦干 无菌巾(或擦手纸)分别擦干双手、前臂及上臂下1/3处
	3.手及手臂消毒 (1)取消毒液3~4 mL于左手掌心,将右手指尖包括整个指甲部浸于消毒液中旋转揉搓,用剩余消毒液旋转揉搓右手、手腕、前臂及上臂下1/3处,保证手消毒液均匀覆盖所有皮肤,需用时约1 min;揉搓上臂时不可超越清洁线 (2)同法消毒另一侧手臂 (3)取消毒液2~3 mL于手掌心,按七步洗手法揉搓手部及手腕,时间约1 min (4)消毒过程不少于3 min,双手待干
操作后	1.用物处理 用物使用后放置到指定容器内
	2.姿势 保持拱手姿势,进入手术间

2.注意事项:揉搓清洁双手时,应特别注意清洁指甲下的污垢和手部皮肤褶皱处,若较脏可以使用手刷进行刷手。

【操作测评】

1.外科手消毒(刷手法)的评分标准见表1-3。

表1-3 外科手消毒(刷手法)的评分标准

项目		自评、互评、师评要点	评分	得分
自身准备 (4分)		仪表端庄,语言柔和	4	
评估 (10分)		(1)环境宽敞、明亮,符合要求	5	
		(2)无菌巾(或擦手纸)和无菌手刷灭菌合格、在有效期内	5	
操作前准备 (9分)	环境	周围宽敞、明亮	2	
	护士	着装符合手术室要求,正确戴帽子和口罩,摘除饰品;指甲长度不超过指尖,无佩戴人工指甲或涂指甲油	5	
	用物	用物齐全,放置合理	2	

续表1-3

项目		自评、互评、师评要点	评分	得分
操作过程 (51分)		(1)洗手前准备正确	4	
		(2)冲洗位置方法正确	4	
		(3)皂液或洗手液清洗位置正确	4	
		(4)冲洗时手臂摆放正确	4	
		(5)皂液或洗手液的接法正确	5	
		(6)三阶段双手交替刷手、前臂和上臂下1/3,方法和顺序正确	10	
		(7)手刷用后放置位置正确	4	
		(8)冲洗手及前臂方法正确	4	
		(9)用无菌巾(或擦手纸)擦拭方法和顺序正确	4	
		(10)消毒方法正确	4	
		(11)再次消毒双手及手腕方法正确	4	
操作后(11分)		保持拱手姿势,进入手术间	11	
评价 (15分)		(1)操作熟练,符合操作程序	3	
		(2)操作全程无污染	3	
		(3)洗手衣无溅湿	3	
		(4)刷手时间约3 min或遵照产品说明	3	
		(5)物品使用后放置到指定容器内	3	
关键缺陷		操作中污染手臂		
总分			100	

2. 外科手消毒(免刷手法)的评分标准见表1-4。

表1-4 外科手消毒(免刷手法)的评分标准

项目		自评、互评、师评要点	评分	得分
自身准备 (4分)		仪表端庄,语言柔和	4	
评估 (10分)		(1)环境宽敞、明亮,符合要求	5	
		(2)无菌巾(或擦手纸)灭菌合格,在有效期内	5	
操作前准备 (9分)	环境	周围宽敞、明亮	2	
	护士	着装符合手术室要求,正确戴帽子和口罩,摘除饰品;指甲长度不超过指尖,无佩戴人工指甲或涂指甲油	5	
	用物	用物齐全,放置合理	2	

续表1-4

项目		自评、互评、师评要点	评分	得分
操作过程 (51分)		(1)洗手前准备正确	3	
		(2)冲洗位置方法正确	3	
		(3)冲洗时手臂摆放正确	3	
		(4)皂液或洗手液接法正确	3	
		(5)无菌巾(或擦手纸)擦拭方法、位置正确	5	
		(6)消毒液的接法正确	4	
		(7)消毒右手方法和位置正确	10	
		(8)消毒左手方法和位置正确	10	
		(9)手及手腕消毒正确	10	
操作后(11分)		保持拱手姿势,进入手术间	11	
评价 (15分)		(1)操作熟练,符合操作程序	3	
		(2)操作全程无污染	3	
		(3)洗手衣无溅湿	3	
		(4)消毒时间约3 min或遵照产品说明	3	
		(5)物品使用后放置到指定容器内	3	
关键缺陷		操作中污染手臂		
总分			100	

【测一测】

1. 外科手消毒的目的是
   A. 减少常驻菌　　　　　　B. 减少暂驻菌
   C. 清除并杀灭手表面暂驻菌和常驻菌
   D. 清除并杀灭手表面常驻菌,减少暂驻菌
   E. 清除并杀灭手表面暂驻菌,减少常驻菌

2. 进手术室前刷洗双手的正确顺序是
   A. 手掌,腕部,手指,前臂,指甲,指缝
   B. 手指,指缝,手掌,手背,腕部,前臂
   C. 前臂,腕部,指甲,指缝,手背,手掌
   D. 前臂,腕部,手背,手掌,手指,指缝,指甲
   E. 前臂,手背,腕部,手掌,指缝,指甲,手指

3. 控制医院感染最简单、最有效、最方便、最经济的方法是
   A. 洗手　　　　　　B. 戴手套　　　　　　C. 环境消毒
   D. 隔离传染患者　　E. 合理使用抗生素

【知识拓展】

2019 版《医务人员手卫生规范》解读

手卫生是全球公认的预防控制医院感染最简单、有效、方便和经济的措施之一。手卫生作为标准预防的关键措施之一,对预防和控制医院感染,控制耐药菌传播及医院感染暴发,发挥了重要的作用。手卫生管理多学科协作是医疗卫生机构推进各项工作的强有力武器。

在 2019 版《医务人员手卫生规范》(以下简称《规范》)中提出:WHO 手卫生的"五个时刻"涵盖了常规诊疗护理中的手卫生指征,简洁且使用广泛,将这"五个时刻"作为基本指征,方便医务人员记忆与执行,也与国际上的规范和指南接轨。诊疗护理患者工作量越大,手卫生时机越多,手卫生的依从率降低,速干手消毒液的使用,减少了手卫生对流动水洗手设施的依赖,触手可及的手消毒液节约了寻找洗手池的时间,15 s 的揉搓时间也节约了洗手本身的时间,可提高医务人员的工作效率和手卫生依从性,因此在修订过程中,2019 版《规范》保留了对手部没有肉眼可见污染时,宜使用手消毒液进行卫生手消毒的推荐。有多个研究表明,由于手套使用过程中存在破损、穿透可能性,手部定植菌在手套内的湿热环境中可迅速繁殖,手部在去除手套时可能被污染,戴手套不能代替手卫生。

外科免冲洗手消毒方法与冲洗手消毒方法对于预防手术部位感染无明显差异。免冲洗的方法直接揉搓至手部干燥,省去了流动水冲洗的时间和灭菌布巾干燥的成本,该方法有助于节约术前准备时间,提高手术人员的工作效率。由于可能对皮肤造成损伤,不推荐使用手刷进行外科洗手与手消毒,但在皮肤皱褶处有难以去除的污垢或清洁指甲时可以使用手刷。

(刘　晓)

二、穿、脱无菌手术衣

【情景导入】

你作为器械(洗手)护士,准备参加手术。现已戴好帽子、口罩,做好手消毒,需要做进一步的手术前准备。

请你规范穿、脱无菌手术衣。

【实训目的】

1. 能够复述穿、脱无菌手术衣的要点及注意事项。

2. 能够正确穿、脱无菌手术衣。

3. 具有无菌观念、严谨的工作态度及团队合作能力。

【实施操作】

1. 操作流程见表 1-5。

表1-5 穿、脱无菌手术衣的操作流程

简要流程	操作要点
自身准备	素质要求:着装整洁,语言柔和,举止端庄
操作前准备	1.环境 净化空调系统处于开启状态,周围宽敞、明亮
	2.护士 按手术部(室)要求规范着装,戴好帽子、口罩,摘除饰品,修剪指甲,指甲长度不超过指尖,无佩戴人工指甲或涂指甲油
	3.用物 器械车、无菌手术衣包、无菌手套、无菌持物钳包
操作过程	1.打开无菌手术衣包 (1)检查无菌手术衣包的名称,灭菌日期和包外灭菌化学指示物 (2)确保包装完好、干燥、无破损 (3)在清洁且大小合适的器械车上打开无菌手术衣包,用无菌持物钳夹持,检查包内灭菌化学指示物,判断是否灭菌合格
	2.穿无菌手术衣 (1)拿取无菌手术衣,选择较宽敞处站立,面向无菌台 (2)提衣领,抖开手术衣,使无菌手术衣的另一端下垂 (3)两手提住衣领两角,衣袖向前,将手术衣展开,举至与肩平齐水平,使手术衣的内侧面面对自己,顺势将双手和前臂伸入衣袖内,向前平行伸展,手不可露出袖口 (4)巡回护士在穿衣者背后抓住衣领内面,协助将袖口后拉,并系好领口的一对系带及左叶背部与右侧腋下的一对系带 (5)系腰间系带。解开腰间活结,将右叶腰带递至已戴好无菌手套的手术人员或交由巡回护士用无菌持物钳夹取,旋转后与左手叶腰带系于胸前,使手术衣右叶遮盖左叶
	3.保持无菌状态 双手放置于胸前
	4.脱无菌手术衣 (1)他人帮助脱手术衣法:先解开腰间系带,巡回护士解开衣领带和背部系带,将手术衣自背部向前反折脱掉,小心使手套的腕口随之翻转于手上;先用右手将左手套脱至左手掌指部,再以左手指脱去右手手套,最后用右手指在左手掌部推下左手手套,全过程防止手部皮肤接触到手套的外面 (2)自行脱手术衣法:左手抓住手术衣右肩拉下,使衣袖翻向外,同法拉下手术衣左肩,脱下手术衣,使衣里外翻,保护手臂及洗手衣裤不被手术衣外面污染
操作后	1.整理 整理用物
	2.用物处理 将手术衣弃置于污物袋内,脱手套后洗手

2.注意事项

(1)取手术衣时,双臂应伸直,以免手术衣无菌面与洗手衣接触而被污染。

(2)穿无菌手术衣须在相应手术间进行,四周宽敞,以免污染手术衣。

(3)无菌手术衣大小、长短合适,要求无污染、潮湿、破损,背部形成足够的无菌区域。

(4)拿取无菌手术衣时只可触及手术衣内面,无菌手术衣不可触及非无菌区域,如疑似污染应立即更换。

（5）穿手术衣时衣服腰带及下摆不得拖地,手不得接触衣服外表面和跨越无菌区。

（6）穿上手术衣后,双臂举在胸前,手不得跨越腰以上及肩以下的区域;未戴手套的手不得触及手术衣。

【操作测评】

穿、脱无菌手术衣的评分标准见表1-6。

表1-6　穿、脱无菌手术衣的评分标准

项目		自评、互评、师评要点	评分	得分
自身准备（4分）		仪表端庄,语言柔和	4	
评估（8分）		（1）环境宽敞、明亮,符合要求	4	
		（2）器械车清洁、干燥	4	
操作前准备（10分）	环境	净化空调系统开启,周围宽敞	2	
	护士	着装符合手术室要求,正确戴帽子和口罩,摘除饰品;指甲长度不超过指尖,无佩戴人工指甲或涂指甲油	4	
	用物	无菌手术衣包、无菌持物钳包和无菌手套灭菌合格、在有效期内,包装完好、无潮湿和污染	4	
操作过程（52分）		（1）检查无菌手术衣	3	
		（2）打开无菌手术衣包,钳夹取包内灭菌化学指示物,判断灭菌是否合格	3	
		（3）拿取无菌手术衣方法正确	3	
		（4）抖开手术衣方法正确	4	
		（5）双手和前臂伸入手术衣方法正确	10	
		（6）巡回护士协助穿衣方法正确	10	
		（7）系带正确	10	
		（8）双手放置位置正确	3	
		（9）脱无菌手术衣方法正确	3	
		（10）污物放置正确,洗手	3	
操作后（11分）		保持拱手姿势,进入手术间	11	
评价（15分）		（1）操作熟练,符合操作程序	3	
		（2）操作全程无污染	3	
		（3）手术衣大小、长短合适,背部形成足够的无菌区域	3	
		（4）穿戴整齐,手术衣系带无松开	3	
		（5）生活垃圾、医疗废物分类处置	3	
关键缺陷		操作中污染手术衣		
总分			100	

【测一测】

1. 穿无菌手术衣的目的不正确的是
    A. 预防职业暴露　　　　B. 保障患者安全　　　　C. 保障手术人员安全
    D. 清除或者杀灭暂驻菌,减少常驻菌
    E. 避免手术过程中医护人员衣物上的病原微生物污染手术切口

2. 手术人员穿好无菌手术衣,双手应该放在
    A. 腋下　　　　　　　　B. 腰部　　　　　　　　C. 胸前
    D. 身体两侧　　　　　　E. 高举过头

3. 无菌手术衣的无菌区范围为
    A. 头以下,腰以上,两侧腋前线之间
    B. 头以下,腰以上,两侧腋中线之间
    C. 肩以下,腰以上,两侧腋前线之间
    D. 肩以下,腰以上,两侧腋中线之间
    E. 以上都不对

【知识拓展】

一次性手术衣

20 世纪 60 年代,无纺布的出现使一次性无菌手术衣迅速发展,逐步取代传统棉织布类手术衣。因其良好的防护性能,特别是阻湿态微生物穿透的屏障性能和防水性,在手术中广为使用,尤其是在人类免疫缺陷病毒、乙型肝炎病毒、丙型肝炎病毒等血源性传播疾病病原体的防护上。传统棉织布类手术衣有落絮产生,在手术中会增加环境尘埃粒子,这些颗粒物最容易附着病原微生物,在整个洁净系统中循环污染手术和实验环境,造成伤口(又称创面)感染引起并发症,影响术后伤口恢复。一次性无菌手术衣对颗粒物质、微生物具有良好的屏障作用。

因手术衣上部位的不同以及感染源向伤口或从伤口传播风险的不同,将手术衣划分为关键区域和非关键区域。关键区域是指最易染上来自伤口的感染源或最易将感染源传递给伤口的区域,如手术衣的前面和袖子。关键区域为主要防护区域,须使用防护性能更高的材料。

当今医疗卫生发展越来越快,对手术衣防护性能的需求不断提高,对手术敷料进行有效的质量控制与管理,可防止医护人员与患者的交叉感染,保障手术成功,是外科手术技术成功实施和发展的后盾。手术衣辅助建立无菌环境,作为患者和医务人员之间的重要屏障,防止微生物穿透,已经广泛应用。在相关标准中综合考虑了各项性能的要求,尤其是微生物防护性能、产品强度还有穿着舒适性方面。在未来,一次性手术衣会面临更多挑战,同时也会不断更新发展。

(刘　晓)

三、无接触式戴无菌手套

【情景导入】

你作为器械(洗手)护士,准备参加手术。现已经戴好帽子、口罩,完成洗手,穿好无菌手术衣,需要做进一步的手术前准备。

请你进行无接触式戴无菌手套。

【实训目的】

1. 能够复述戴无菌手套的要点及注意事项。

2. 能够正确戴、脱无菌手套。

3. 具有无菌观念、严谨的工作态度及团队合作能力。

【实施操作】

1. 操作流程见表1-7。

表1-7　无接触式戴无菌手套的操作流程

简要流程	操作要点
自身准备	素质要求:着装整洁,语言柔和,举止端庄
操作前准备	1. 环境　净化空调系统处于开启状态,周围宽敞、明亮
	2. 护士　按手术部(室)要求规范着装,戴好帽子、口罩,摘除饰品,修剪指甲,指甲长度不超过指尖,无佩戴人工指甲或涂指甲油
	3. 用物　无菌手套、器械车、无菌持物钳包、无菌手术衣包、医疗废物装放容器、生活垃圾桶、手消毒液
操作过程	1. 打开无菌手套 (1)检查无菌手套的型号和有效期 (2)确保包装完好、干燥、无污染 (3)双手持无菌手套封口处两页,相反方向打开无菌手套外包装,使外包装无菌面向外反折 (4)巡回护士用无菌持物钳夹取无菌手套(连同手套内层包装),置于无菌台上
	2. 无接触式戴手套 (1)双手勿伸出袖口,隔衣袖将手套倒置打开 (2)左手隔衣袖将手套置于同侧的掌侧面,指端朝向前臂,拇指相对,反折边与袖口平齐 (3)右手隔衣袖将手套反折边完全上翻,左手五指张开伸入手套 (4)右手隔衣袖将手套置于同侧的掌侧面,指端朝向前臂,拇指相对,反折边与袖口平齐 (5)已戴好手套的左手将右手手套反折边完全上翻,右手五指张开伸入手套

续表 1-7

简要流程	操作要点
操作过程	3.协助戴手套 (1)被戴者双手下垂 (2)器械护士将手套从反折处撑开 (3)被戴者对准五指伸入手套后,器械护士向上提拉手套并展开反折处包裹手术衣袖口
	4.脱手套 (1)用已戴手套的手抓取另一只手套的外面,翻转脱下 (2)用已脱手套的拇指伸入另一只手套的里面,翻转脱下
操作后	1.用物处理　将手套弃置于医疗废物装放容器内
	2.洗手　洗手、摘口罩

2.注意事项

(1)严格执行无菌操作,避免污染。

(2)无菌手套破损或污染时立即更换。

(3)双手始终不能露于衣袖外,戴手套的过程中双手均在衣袖内。

(4)戴手套时面对无菌台,稍退后一步,不可在无菌台正上方戴手套。

(5)五指伸入手套后,向近心端拉衣袖时用力不可过猛,袖口拉到拇指关节处即可。

(6)戴好无菌手套后器械护士的手应保持在肩以下、腰以上及两侧腋中线之间。

(7)协助戴手套时,器械护士戴好手套,避免触及被戴者皮肤,被戴者手下垂不可过腰。

(8)手术结束后先脱手术衣再脱手套。

【操作测评】

无接触式戴无菌手套的评分标准见表 1-8。

表 1-8　无接触式戴无菌手套的评分标准

项目		自评、互评、师评要点	评分	得分
自身准备 (4分)		仪表端庄,语言柔和	4	
评估 (8分)		(1)环境宽敞、明亮,符合要求	4	
		(2)检查无菌手套	4	
操作前准备 (10分)	环境	净化空调系统开启,周围宽敞	2	
	护士	着装符合手术室要求	4	
	用物	无菌手套在有效期内,包装完好、无潮湿和污染	4	

续表 1-8

项目		自评、互评、师评要点	评分	得分
操作过程 (52分)	戴、脱 手套	(1)操作前检查手套	3	
		(2)打开无菌手套外包装正确	5	
		(3)巡回护士取无菌手套置于无菌台上	3	
		(4)隔衣袖将手套倒置并打开	3	
		(5)左手戴手套方法正确	8	
		(6)右手五指张开伸入手套	5	
		(7)右手戴手套方法正确	8	
		(8)整理手套	4	
		(9)被戴者双手下垂	3	
		(10)手套包裹衣袖袖口方法正确	3	
		(11)脱手套方法正确	7	
操作后(11分)		保持戴手套的手未接触其他用物	11	
评价 (15分)		(1)操作熟练,符合操作程序	3	
		(2)操作全程无污染	3	
		(3)未在无菌台上方戴手套	2	
		(4)双手及手腕无外露	2	
		(5)手套贴合双手	2	
		(6)脱手套时无污染	3	
关键缺陷		操作中污染手套		
总分			100	

【测一测】

1. 戴无菌手套时,未戴手套的手只能接触手套的
   A. 外面　　　　　　　B. 掌面　　　　　　　C. 套口
   D. 侧面　　　　　　　E. 翻折部分

2. 穿无菌手术衣和戴无菌手套后,非无菌部位是
   A. 胸部,腹部　　　　B. 肩部以下,腰部以上　　C. 肩部以上,腰部以下
   D. 腰部以上　　　　　E. 胸部以上,腰部以下

3. 脱手套时操作正确的是
   A. 未脱手套的手不能接触手套的内面,已脱手套的手不能接触手套的外面
   B. 未脱手套的手不能接触手套的外面,已脱手套的手不能接触手套的内面
   C. 未脱手套的手不能接触手套的内面,已脱手套的手不能接触手套的内面
   D. 未脱手套的手不能接触手套的外面,已脱手套的手不能接触手术衣的内面
   E. 未脱手套的手不能接触手术衣的内面,已脱手套的手不能接触手套的内面

【知识拓展】

国内医用手套标准现状

医用手套用于外科检查、诊断、手术操作和处理医疗垃圾,预防使用者和患者的交叉感染,避免职业暴露的发生。因其使用环境特殊,其产品质量影响患者与使用者的身体健康,医用手套均为一次性使用产品。

目前,国内医用手套根据功能与制造材料的不同,主要有一次性使用医用橡胶检查手套、一次性使用灭菌橡胶外科手套、一次性使用非灭菌橡胶外科手套、一次性使用聚氯乙烯医用检查手套四大类。国内有关医用手套的现行国家标准有7项,国家标准技术水平先进,适合于我国医用手套产品的实际国情,使用率高,在我国得到了很好的实施,为我国医用手套的科研、生产、检验、验收、保证产品的内在质量、规范产品的市场秩序起到了一定的积极指导作用,为促进产业发展、产品质量监管提供了标准化技术支撑。

（王福安）

实训二　手术体位的安置

一、安置仰卧位

【情景导入】

患者男,55 岁。以"腹部疼痛、腹胀、皮肤黄染"为主诉入院。现病史:2 个月前出现无明显诱因的尿色加深,呈浓茶水样,黄染进行性加重,出现腹痛、腹胀伴皮肤及巩膜黄染。既往史:有肝炎病史 20 年,否认有高血压、糖尿病、高脂血症病史;否认有结核病史;否认有中毒及药物、食物过敏史;否认有重大外伤、手术及输血史。

体格检查:T 36.5 ℃,P 20 次/min,R 22 次/min,BP 120/70 mmHg,患者皮肤黄染,消瘦,浅表淋巴结未扪及肿大,未见皮疹、皮下出血、水肿、蜘蛛痣。无反跳痛及肌紧张,胆囊肿大。叩诊呈移动性浊音(−)。辅助检查:CT 检查示胰头占位,肿瘤大小为 5 cm×7 cm。

诊断:胰头占位。术前检查完善,拟全身麻醉下行"胰头占位切除术"。

请你为患者摆放适合的手术体位。

【实训目的】

1. 能够复述仰卧位的适应证、摆放方法和注意事项。

2. 能够根据手术部位的不同和手术要求正确安置手术体位。

3. 具有无菌观念、严谨的工作态度及团队合作能力。

4. 具有爱伤观念、良好的沟通技巧。

【护理评估】

1. 健康史:患者的一般情况、既往史、家族史等情况。

2. 身体状况:患者的生命体征是否平稳、患者是否清醒、末梢循环状态等。

3. 心理-社会状况:患者对疾病的认知程度,对手术有何顾虑和思想负担;了解亲友对患者的关心、支持程度,家庭对手术的经济承受能力等。

【实施操作】

1. 操作流程见表 1-9。

表1-9 安置仰卧位的操作流程

简要流程	操作要点
自身准备	1.素质要求 着装整洁,语言柔和,举止端庄
	2.核对(两人) 执行单及医嘱,签名
评估	1.病情 患者信息核对无误,评估病情、意识、合作程度和心理状态
	2.治疗情况 既往史、用药史及家族史
	3.局部 全身皮肤情况
操作前准备	1.环境 操作环境符合要求,手术床及其附件性能良好、清洁干燥
	2.护士 按手术部(室)要求规范着装,戴好帽子、口罩,摘除饰品,修剪指甲,指甲长度不超过指尖,无佩戴人工指甲或涂指甲油,洗手
	3.用物 头枕1个、托手板1个、软垫1个、上下肢约束带3~4根、足跟垫2个、手消毒液等
操作过程	1.核对解释 核对患者床号、姓名和腕带信息,说明仰卧位的目的、操作过程及操作过程中可能出现的不适,使患者能积极配合
	2.环境准备 操作环境符合要求,手术床及其附件性能良好、清洁干燥
	3.患者准备 再次核对,协助患者移至手术床上,为患者盖被保暖,注意保护患者隐私
	4.安置头部 麻醉成功、各项准备工作完成后开始安置体位。头部垫高度适宜的头枕,使头和颈椎处于中立位
	5.固定上肢 右上肢掌心朝向身体,肘部微屈,用布单固定,松紧适宜。左上肢外展不超过90°,水平置于托手板上,防止过度外展损伤臂丛神经。约束带固定松紧适宜,远端关节略高于近端关节,利于上肢肌肉韧带放松和静脉回流
	6.固定下肢 (1)膝下垫软垫:在距膝关节上5 cm处用约束带固定,松紧适宜,以免损伤腓总神经 (2)足跟下垫足跟垫:在足跟处用约束带固定,松紧适宜
	7.再次核对患者信息
操作后	1.整理 减少皮肤暴露,注意保暖,整理床单位
	2.检查 再次核对患者信息、检查体位安置是否符合上述要求,各生命体征监测导线及液体通路连接是否正常
	3.用物处理 分类处理用物
	4.洗手记录 (1)洗手:洗手、摘口罩 (2)记录:患者体位安置时间

2.注意事项

(1)避免患者身体直接接触手术床、麻醉架、器械托盘等金属物品。

(2)保持患者身体各关节处于功能位置。

(3)长时间受压部位要做好压力性损伤防护。

（4）注意观察患者血液循环情况。

【操作测评】

安置仰卧位的评分标准见表1-10。

表1-10　安置仰卧位的评分标准

项目		自评、互评、师评要点	评分	得分
自身准备 （4分）		（1）仪表端庄，语言柔和	2	
		（2）核对患者信息	2	
评估 （10分）		（1）环境安全，符合要求	2	
		（2）手术床及其附件处于功能状态，手术床周围环境适宜	3	
		（3）用物呈备用状态	2	
		（4）患者病情、意识、合作程度和心理状态	3	
操作前准备 （9分）	环境	环境清洁、操作台清洁、室温适宜	2	
	护士	洗手、戴帽子、戴口罩正确	2	
	用物	将用物按使用的先后顺序合理摆放于推车上，推至手术床尾	5	
操作过程 （51分）	核对 （5分）	再次核对：核对无误后，协助患者移至手术床上，为患者盖被保暖，注意保护患者隐私	5	
	体位安置 （46分）	（1）头部置高度适宜头枕，头颈椎中立位	8	
		（2）右上肢安置正确	8	
		（3）左上肢安置正确	8	
		（4）膝下放软垫正确	5	
		（5）在距膝关节上5 cm处用约束带固定，松紧适宜	10	
		（6）足跟下垫足跟垫正确	5	
		（7）再次核对患者信息正确	2	
操作后（11分）		（1）减少皮肤暴露，注意保暖，整理床单位	5	
		（2）用物处理恰当	2	
		（3）洗手、摘口罩正确	2	
		（4）记录方法准确	2	
评价 （15分）		（1）动作规范，顺序正确	4	
		（2）符合节力原则	4	
		（3）主动与患者沟通，体现以患者为中心的人文关怀	4	
		（4）操作时间<10 min	3	
关键缺陷		无人文关怀，无沟通，无安全意识，查对不严		
总分			100	

【测一测】

1. 不符合手术体位摆放原则的是
   A. 防止局部长时间受压
   B. 远端关节低于近端关节
   C. 保持患者正常的呼吸、循环功能
   D. 保持人体正常生理弯曲及生理轴线
   E. 在不影响生理功能前提下充分暴露手术野

2. 手术体位的叙述不正确的是
   A. 手术体位只由巡回护士摆放
   B. 手术体位由手术部位及手术方式决定
   C. 手术体位的实施目的在于保证手术顺利进行
   D. 手术体位安置包括患者的体位、体位垫（架）的正确使用、手术床的操纵等
   E. 正确的手术体位可获得良好的术野显露，防止神经、肢体损伤的发生

3. 对手术体位中仰卧位的操作，叙述正确的是
   A. 左侧下肢骨折患者，应对双侧肢体进行牵引
   B. 胸骨正中切口手术，胸背部无须垫一中软枕以抬高胸部
   C. 乳腺癌根治手术，在健侧肩胛骨下方垫一小腋枕以抬高腋窝
   D. 清醒患者皮肤消毒后 10 min 给予摆置，麻醉患者在麻醉前给予摆置
   E. 肝、胆、脾手术，术侧肋缘下垫一中软枕，将手术床向患侧摇高 15°

【知识拓展】

输液侧上肢屈曲外展位在仰卧位手术体位摆放中的应用

为满足手术操作的需要，必须为患者摆放不同体位。良好的体位摆放是显露清晰手术野的重要前提。术中患者体位安置不当，可使局部长期受压；使用约束带过紧或肢体过度外展可导致压疮，造成血管、神经、肌肉的损伤；衬垫不当还可能影响患者的呼吸循环功能。仰卧位是临床上最常用的手术体位。但由于麻醉后患者肢体被动摆放，手术时间较长，手术人员探查手术深部时，较易推拉挤压输液侧上肢，造成患者术中管道脱落、术后肩痛、臂丛神经损伤等并发症发生。恰当的手术体位不仅可获得良好的手术暴露，最大限度地保证患者的舒适，还能降低因体位不当带来的风险，提高手术的安全性。

输液侧上肢屈曲外展位为：将对侧肢体与躯干平行，掌心向下，肘部自然弯曲，上臂置血压计袖带监测血压，用预先放置于患者背部的布单平行固定于躯体侧。患者输液侧上肢屈曲外展位摆放合适，类似"V"形，血液回流通畅，患者舒适，不妨碍手术人员站立空间，扩大了手术人员站立操作范围。此外，还便于输液、输血、动静脉穿刺，可随时监测血气。出血量意外增大时加穿静脉通路不耽误手术进程，避免了管道脱落、肩痛、臂丛神经损伤等并发症的发生。

（刘　晓）

二、安置侧卧位

【情景导入】

患者男,68 岁。以"发热"为主诉入院。现病史:于近 1 个月前无明显诱因出现排尿困难、尿频,夜尿 1~2 次,排尿时踌躇,尿线变细,伴畏寒、发热,最高体温 39 ℃,有寒战,自服阿莫西林及安乃近对症治疗(具体剂量不详,效果不佳),为进一步诊治来院。门诊以"泌尿系感染、右肾下极实性占位"收入院。既往史:既往脑梗死病史 10 年,遗留左侧肢体活动不利,强直性脊柱炎、颈椎病病史 6 年,未特殊治疗。否认肝炎病史,否认结核病史,否认手术史,否认重大外伤史,否认输血史,否认药物过敏史,否认食物过敏史。

体格检查:T 36.3 ℃,P 54 次/min,R 18 次/min,BP 140/70 mmHg。患者神志清醒,精神、食欲、睡眠欠佳。发育正常,营养中等,表情自如,自主体位,全腹无压痛,无反跳痛,全腹未触及包块,肝、胆、脾、肾未触及。实验室及辅助检查:泌尿系统超声检查提示右肾下极实性占位,膀胱壁粗糙、增厚,前列腺增大(中度,伴结石);心电图提示窦性心动过缓;尿常规示白细胞+++,C 反应蛋白 143.6 mg/L,红细胞沉降率 79 mm/h。

诊断:右肾下极肿瘤;泌尿系感染;前列腺增生伴结石。术前检查完善,拟全身麻醉下行"右肾部分切除术"。

请你为患者摆放适合的手术体位。

【实训目的】

1. 能够复述侧卧位的适应证、摆放方法和注意事项。
2. 能够根据手术部位的不同和手术要求正确安置手术体位。
3. 具有无菌观念、严谨的工作态度及团队合作能力。
4. 具有爱伤观念、良好的沟通技巧。

【护理评估】

1. 健康史:患者的一般情况、既往史、家族史等情况。
2. 身体状况:患者的生命体征是否平稳,患者是否清醒、末梢循环状态等。
3. 心理-社会状况:患者对疾病的认知程度,对手术有何顾虑和思想负担;了解亲友对患者的关心、支持程度,家庭对手术的经济承受能力。

【实施操作】

1. 操作流程见表 1-11。

表 1-11　安置侧卧位的操作流程

简要流程	操作要点
自身准备	1. 素质要求　着装整洁,语言柔和,举止端庄
	2. 核对(两人)　执行单及医嘱,签名

续表1-11

简要流程	操作要点
评估	1.病情 患者信息核对无误,评估病情、意识、合作程度和心理状态
	2.治疗情况 既往史、用药史及家族史
	3.局部 枕骨粗隆、肩胛部、肘、脊椎体隆突处、骶尾部、足跟等处皮肤情况
操作前准备	1.环境 操作环境符合要求,手术床及其附件性能良好、清洁干燥
	2.护士 按手术部(室)要求规范着装,戴好帽子、口罩,摘除饰品,修剪指甲,指甲长度不超过指尖,无佩戴人工指甲或涂指甲油;洗手
	3.用物 头枕1个、托手板1个、可调节托手架1个、胸垫1个、上下肢约束带3~4根、下肢支撑垫1个、固定挡板2个、足跟垫2个、软垫若干、手消毒液等
操作过程	1.核对 核对患者姓名、床号和腕带信息,说明侧卧位的目的、操作过程及操作过程中可能出现的不适,使患者能积极配合
	2.环境准备 操作环境符合要求,手术床及其附件性能良好、清洁干燥
	3.患者准备 再次核对,协助患者移至手术床上,为患者盖被保暖,注意保护患者隐私
	4.轴线翻身安置体位 麻醉成功、各项准备工作完成后,麻醉医师位于患者头颈部,手术医师和巡回护士分别位于患者躯干两侧,手术助手位于患者下肢处,统一步调,整体托起患者并进行轴线翻身,取健侧卧位,头下置头枕,高度平下侧肩高,使头与脊柱处于同一水平线,可使用整体侧卧位垫或腋下距肩峰10 cm处垫胸垫,避免腋窝受压
	5.固定下肢 (1)双下肢约45°自然屈曲,保持两腿呈跑步时姿态屈曲位,足下垫足跟垫,两腿间用支撑垫承托上侧下肢 (2)距膝关节上、下5 cm处分别用约束带固定,松紧适宜,防止损伤腓总神经
	6.固定躯干:背侧用挡板固定骶尾部或肩胛区(距手术野至少15 cm),腹侧用固定挡板支持耻骨联合,共同维持患者90°侧卧位,足跟下垫足跟垫
	7.固定上肢 (1)下侧上肢外展于托手板上并固定,远端关节高于近端关节;术侧上肢屈曲呈抱球状,置于可调节托手架上并固定,远端关节稍低于近端关节,共同维持胸廓自然舒展 (2)肩关节外展或上举不超过90°,两肩连线与手术台呈90°
	8.再次核对患者信息
操作后	1.安置患者 减少暴露,注意保暖,整理床单位
	2.检查 再次检查体位安置是否符合上述要求,各生命体征监测导线及液体通路连接是否正常
	3.用物处理 分类处理用物
	4.洗手记录 (1)洗手:洗手、摘口罩 (2)记录:患者体位安置时间

2.注意事项

(1)避免患者身体直接接触金属物品。

(2)翻转患者时须与手术医生、麻醉医生协调一致,防止气管插管脱出。

(3)垫于腋下的胸垫高度及部位适宜,防止臂丛神经损伤。

(4)头枕高度适宜,保持头与脊柱在同一水平线上,避免颈部过度拉伸。

(5)肩关节外展或上举不超过90°。

(6)防止健侧眼睛、耳郭及男性患者外生殖器受压。

(7)避免固定挡板压迫腹股沟,导致下肢缺血或深静脉血栓形成。

(8)妥善固定,防止身体前倾压迫上肢,导致神经受损及静脉回流受阻。

【操作测评】

安置侧卧位的评分标准见表1-12。

表1-12 安置侧卧位的评分标准

项目		自评、互评、师评要点	评分	得分
自身准备 (4分)		(1)仪表端庄,语言柔和	2	
		(2)核对患者信息	2	
评估 (10分)		(1)环境安全,符合要求	2	
		(2)手术床及其附件处于功能状态,手术床周围环境适宜	3	
		(3)用物呈备用状态	2	
		(4)患者病情、意识、合作程度和心理状态	3	
操作前准备 (9分)	环境	环境清洁、操作台清洁、室温适宜	2	
	护士	洗手、戴帽子、戴口罩正确	2	
	用物	用物准备齐全、摆放顺序合理	5	
操作过程 (51分)	核对解释 (5分)	再次核对,核对无误后,协助患者移至手术床上,为患者盖被保暖,注意保护患者隐私	5	
	体位安置 (46分)	(1)麻醉成功后进行轴线翻身,头和脊柱处于同一水平线	8	
		(2)双下肢摆放正确,合理放置支撑垫	8	
		(3)距膝关节上、下5 cm处用约束带固定方法正确	10	
		(4)背侧固定骶尾部或肩胛区正确	5	
		(5)下侧上肢、术侧体位摆放正确	8	
		(6)肩关节摆放正确	5	
		(7)再次核对患者信息正确	2	

项目	自评、互评、师评要点	评分	得分
操作后(11 分)	(1)减少皮肤暴露,注意保暖,整理床单位	5	
	(2)用物处理恰当	2	
	(3)洗手、摘口罩正确	2	
	(4)记录方法准确	2	
评价 (15 分)	(1)动作规范,顺序正确	5	
	(2)符合节力原则	4	
	(3)主动与患者沟通,体现以患者为中心的人文关怀	4	
	(4)操作时间<10 min	2	
关键缺陷	无人文关怀,无沟通,无安全意识,查对不严		
总分		100	

【测一测】

1. 侧卧位易受压的部位不包括

    A. 耳郭   B. 髋部   C. 肩部

    D. 外踝   E. 足跟

2. 摆放侧卧位时,两肩连线与手术床的夹角是

    A. 30°   B. 45°   C. 60°

    D. 90°   E. 120°

3. 下列不属于侧卧位适应证的是

    A. 髋部手术

    B. 肱骨、肘关节等上肢手术

    C. 食管癌、肺、后纵隔等胸科手术

    D. 肾盂、肾、上段输尿管等泌尿外科手术

    E. 颞部、额颞顶区、顶枕部以及中颅凹、后颅凹等神经外科手术

【知识拓展】

改良术侧上肢体位在神经外科侧卧位手术中的应用

    侧卧位是神经外科手术中的常用体位。术中常需根据情况调整手术床以满足术野的观察,对体位配合要求高,手术需用四头约束带来固定体位,对肢体束缚力大,加之手术时间长,患者术后容易出现神经系统、循环系统和软组织损伤等并发症,表现为肢体麻木肿痛、血栓形成和压疮等。手术指南规范指出,侧卧位体位安置时双臂应自然向前伸展,根据手术部位及术式摆放各种特殊侧卧位,由于没有具体安置方法,故而侧卧位的体位配合一直是神经外科手术室护理的重点研究内容。

    改良术侧上肢体位在神经外科侧卧位的摆放方法:常规采用抬肩、垂头、屈腿、头高、

脚低侧卧位。①患者取侧卧位,肩部过床头,腋下胸部垫 50 cm×30 cm×15 cm 大小的长方形海绵枕,海绵枕上方贴放有 50 cm×40 cm 大小的凝胶垫,以腋窝空出枕头边缘外 5 cm 为宜,且向外肩部靠手术侧手术床边缘。②髋部及大腿受压部位垫 50 cm×40 cm× 4 cm 大小的凝胶垫改善局部受压。③健侧上肢放置:前臂放置于手术床和固定头架之间可移动调整的专用托手板上,托手板低于手术床约 15 cm,托手板上加用凝胶垫衬托,上臂高于前臂。④前胸置 50 cm×30 cm×30 cm 大小的海绵枕,后背置 50 cm×30 cm×5 cm 大小的海绵垫。⑤术侧上肢放置:术侧上臂置于躯干上,前臂屈曲自然垂放卧于胸前软枕上;普通四头约束带交叉约束上肢、前胸、后背,约束带对上肢上臂上 1/3 以下部位覆盖式约束,其中两条交叉约束后只对前后体位枕约束,另两条交叉约束后跨过上臂上 2/3 处,避免了在上肢形成交叉约束区域,实行约束带覆盖式约束,手露于袖套外,使其既处于功能位,又便于观察末梢循环;安置呈抬肩、垂头、屈腿、头高脚低位、抱枕侧卧位。⑥局部抬高手术床头 10°~20°后(抬肩),四头约束带对角交叉约束术侧上肢、前胸、后背体位枕,松紧度以能插入一平掌为宜,使躯干保持侧卧位(90°或侧俯)。⑦双下肢屈曲呈跑步位,术侧下肢下垫 50 cm×30 cm×30 cm 大小的海绵枕,两下肢避免互相受压(屈腿)。⑧协助手术医生安置三钉固定头架或头托(垂头)。⑨头位安置后再次调整手术床,整体头高脚低,使手术切口处于相对最高平面;抬高手术床尾 10°~15°,利于患者下肢静脉回流,下肢于距膝关节 5 cm 处约束固定。

(刘　晓)

三、安置俯卧位

【情景导入】

患者男,35 岁。以"头部硬结增大"为主诉入院。现病史:3 年前发现枕部有包块,触之无疼痛,未予治疗。1 个月前发现包块增大,呈鸡蛋大小,质软,触之可活动。头部彩超示:枕部皮下脂肪层内偏强回声,考虑脂肪瘤。门诊以"后枕部皮下占位性病变"收入院。既往史:否认高血压、心脏病、糖尿病病史,否认肝炎、结核病史,否认手术史,否认重大外伤史,否认输血史,否认药物过敏史,否认食物过敏史,未口服药物治疗;无牧区、矿山、高氟区、低碘区居住史,无化学性物质、放射性物质、有毒物质接触史。

体格检查:神志清楚,精神可,饮食睡眠可,大小便正常;体重无明显变化;T 36.6 ℃,P 90 次/min,R 20 次/min,BP 135/95 mmHg,心肺听诊无异常。头颅无畸形,头部触及一约 3 cm×4 cm 大小的肿物。眼睑无水肿、充血及苍白,双瞳孔等大、等圆,对光反射灵敏。辅助检查:头部超声示皮下脂肪层强回声,颅脑 CT 未见明显异常。

诊断:后枕部皮下占位性病变。术前检查完善,拟全身麻醉下行"后枕部皮下肿物切除术"。

请你为患者摆放适合的手术体位。

【实训目的】

1. 能够复述俯卧位的适应证、摆放方法和注意事项。

2. 能够根据手术部位的不同和手术要求正确安置手术体位。

3.具有无菌观念、严谨的工作态度及团队合作能力。

4.具有爱伤观念、良好的沟通技巧。

【护理评估】

1.健康史:患者的一般情况、既往史、家族史等情况。

2.身体状况:患者的生命体征是否平稳,患者是否清醒、末梢循环状态等。

3.心理-社会状况:患者对疾病的认知程度,对手术有何顾虑和思想负担;了解亲友对患者的关心、支持程度,家庭对手术的经济承受能力。

【实施操作】

1.操作流程见表1-13。

表1-13 安置俯卧位的操作流程

简要流程	操作要点
自身准备	1.素质要求 着装整洁,语言柔和,举止端庄
	2.核对(两人) 执行单及医嘱,签名
评估	1.病情 患者信息核对无误,评估病情、意识、合作程度和心理状态
	2.治疗情况 既往史、用药史及家族史
	3.局部 前胸、肋骨两侧、髂前上棘、耻骨联合、女性乳房、男性生殖器、膝部、脚趾等部位的皮肤情况
操作前准备	1.环境 操作环境符合要求,手术床及其附件性能良好、清洁干燥
	2.护士 按手术部(室)要求规范着装,戴好帽子、口罩,摘除饰品,修剪指甲,指甲长度不超过指尖,无佩戴人工指甲或涂指甲油;洗手
	3.用物 俯卧位支架1个、弓形俯卧架1个、门形俯卧垫1个、头架1个、头枕1个、托手架2个、腿部支撑垫1个、约束带若干、手消毒液等
操作过程	1.核对解释 核对患者姓名、床号和腕带信息,说明俯卧位的目的、操作过程及操作过程中可能出现的不适,使患者能积极配合
	2.环境准备 操作环境符合要求,手术床及其附件性能良好、清洁干燥
	3.患者准备 再次核对,协助患者移至手术床上,为患者盖被保暖,注意保护患者隐私
	4.轴线翻身安置体位 (1)麻醉成功、各项准备工作完成后,妥善安置各种管道、线路 (2)由医护人员共同配合,采用轴线翻身法将患者安置于已备好的俯卧位支撑用物上,妥善约束,避免坠床
	5.安置头颈部 (1)检查头面部,根据患者脸型调整头部支撑物的宽度,将头部置于头托上,保持颈椎呈中立位,维持人体正常的生理弯曲 (2)选择前额、两颊及下颌作为支撑点,避免压迫眼部眶上神经、眶上动脉、眼球、颧骨、鼻及口唇等

续表1-13

简要流程	操作要点
操作过程	6. 安置胸腹部 (1)将前胸、肋骨两侧、髂前上棘、耻骨联合作为支撑点。胸腹部悬空,避免受压,避开腋窝 (2)保护男性患者会阴部以及女性患者乳房部
	7. 固定下肢 (1)将双腿置于腿部支撑垫上,保持功能位,避免双膝部悬空,给予体位垫保护 (2)双下肢略分开,足踝部垫软垫,踝关节自然屈曲,足尖自然下垂,约束带置于膝关节上5 cm处
	8. 固定上肢 (1)将双上肢沿关节生理旋转方向,自然向前放于头部两侧或置于托手架上,高度适中,避免肢端下垂,用约束带固定。肘关节处垫体位垫,避免尺神经损伤 (2)或者根据手术需要双上肢自然紧靠身体两侧,掌心向内,用布巾包裹固定
	9. 再次核对患者信息
操作后	1. 安置患者　减少皮肤暴露,注意保暖,整理床单位
	2. 检查　再次检查体位安置是否符合上述要求,各生命体征监测导线及液体通路连接是否正常
	3. 用物处理　分类处理用物
	4. 洗手记录 (1)洗手:洗手、摘口罩 (2)记录:患者体位安置时间

2. 注意事项

(1)避免患者身体直接接触手术床、麻醉架、器械托盘等金属物品。

(2)轴线翻身时至少需要4名医护人员配合完成,步调一致。

(3)患者头部摆放合适,避免气管插管扭曲及压迫眶上动脉和神经。

(4)双上肢应遵循远端关节低于近端关节的原则。

(5)妥善固定各类管道,粘贴心电监护电极片的位置应避开俯卧时的受压部位。

(6)保持腹部悬空,避免压迫腹腔动脉和静脉。

(7)专用头架固定头部时,各关节固定牢靠,避免松动。

【操作测评】

安置俯卧位的评分标准见表1-14。

表1-14　安置俯卧位的评分标准

项目	自评、互评、师评要点	评分	得分
自身准备 (4分)	(1)仪表端庄,语言柔和	2	
	(2)核对患者信息	2	

续表 1-14

项目		自评、互评、师评要点	评分	得分
评估 (10分)		(1)环境安全,符合要求	2	
		(2)手术床及其附件处于功能状态,手术床周围环境适宜	3	
		(3)用物呈备用状态	2	
		(4)患者病情、意识、合作程度和心理状态	3	
操作前准备 (9分)	环境	环境清洁、操作台清洁、室温适宜	2	
	护士	洗手、戴帽子、戴口罩正确	2	
	用物	根据手术方式和患者体型选择用物	5	
操作过程 (51分)	核对 (5分)	再次核对,核对无误后,协助患者移至手术床上,为患者盖被保暖,注意保护患者隐私	5	
	体位安置 (46分)	(1)麻醉完成后,保护患者眼睛,妥善安置各种管道、线路	8	
		(2)轴线翻身法安置患者正确	8	
		(3)头面部安置及固定正确	10	
		(4)支撑点和悬空处安置及固定正确	5	
		(5)双腿安置及固定正确	8	
		(6)双上肢安置及固定正确	5	
		(7)再次核对患者信息正确	2	
操作后(11分)		(1)减少皮肤暴露,注意保暖,整理床单位	5	
		(2)用物处理恰当	2	
		(3)洗手、摘口罩正确	2	
		(4)记录方法准确	2	
评价 (15分)		(1)动作规范,顺序正确	5	
		(2)符合节力原则	4	
		(3)主动与患者沟通,体现以患者为中心的人文关怀	4	
		(4)操作时间<10 min	2	
关键缺陷		无人文关怀,无沟通,无安全意识,查对不严		
总分			100	

【测一测】

1.俯卧位易受压的部位不包括

A.前额　　　　　　B.足跟　　　　　　C.膝关节

D.前胸部　　　　　E.髂前上棘

2.摆放俯卧位时面部支撑点应是

    A.口唇   B.两颊   C.鼻子

    D.颧骨   E.眼眶

3.俯卧位摆放要求不正确的是

    A.头部置于头托上,保持颈椎位于中轴线位置

    B.摆放体位后,应逐一检查受压部位并妥善固定

    C.将双腿置于腿架或软枕上,足踝部悬空避免受压

    D.选择胸前、肋骨两侧、髂前上棘作为支撑点,腹部悬空

    E.双上肢沿关节生理旋转方向和活动度,自然放置于头部两侧或托手架上

【知识拓展】

改良体位装置固定包在俯卧位颈椎后路手术患者的应用

俯卧位是脑外科手术的常用体位,俯卧位后患者的颈椎通常难以暴露,所以摆放完俯卧位后需要用固定带将患者的肩部往足部方向回拉,回拉后局部压力集中,成为皮肤压疮的高危因素。外科手术体位的固定目前常用的方法有:①绑带固定,即通过使用绷带或手术巾将患者肢体捆绑固定于手术床;②利用头架、固定挡板、托架等固定装置固定。传统的绑带固定法对护理人员的经验要求较高,不合理的固定位置、不恰当的松紧程度不仅影响体位固定的效果,还可能造成患者皮肤损伤;打结固定绑带时两端用力不均易使体位发生变动,延长固定所需时间;对于特殊体型的患者及四肢,备用的绑带或约束带不一定合适。体位装置固定包是一种全新的手术体位精准固定产品,可以很好地保护患者,使用容易且固定牢靠。

改良体位装置固定包使用的固定带具有柔软透气、分散压力、主动塑形的特点,覆盖需要固定的部位并施以一定张力后将固定带两端黏附于手术床两边的锚扣胶贴底座。固定带材质柔软透气,与皮肤紧密贴合时,体表接触面大,可有效分散压力,局部压强减小,增加患者的舒适度,降低体位相关并发症的风险,同时减轻麻醉医生术中麻醉管理负担。此外,不同宽度和尺寸的固定带能够契合患者体型,避免反复调整,缩短满意固定所需时间;交叉固定带的使用不仅可以牵拉患者肩部皮肤,良好地暴露术野,术中移动手术床的角度都能确保患者不会移动,因而手术医生对手术体位摆放的满意度显著提高。固定装置使用方便,操作流程清晰快捷,术中患者胸廓负重及受压减轻,保护了胸廓顺应性和静脉回流。

(刘 晓)

四、安置截石位

【情景导入】

患者女,27岁。以"停经39^{+2}周,见红、不规则下腹隐痛1 d"为主诉入院。既往史:否认心脏病、高血压、肾炎、糖尿病等病史,否认肝炎、结核等病史。否认药物过敏史。已

婚,孕 1 产 0,本孕为第 1 孕,丈夫体健,家族史、个人史无特殊。

体格检查:T 36.8 ℃,P 80 次/min,R 20 次/min,BP 102/70 mmHg,营养中等,发育正常,神志清楚,查体合作,步入病房。产科检查:宫高 31 cm,腹围 93 cm,胎位 LOA。胎心率 140 次/min。腹部可扪及不规则宫缩。肛查:宫口容 1 指,S-1。宫颈评 6 分,胎膜未破,骨盆外测量,髂棘间径 25 cm、髂嵴间径 28 cm、骶耻外径 20.5 cm、出口横径 9.5 cm。辅助检查:血常规示 WBC $11.6×10^9$/L,GRAN 71.0%,RBC $4.33×10^{12}$/L,Hb 130g/L,PLT $276×10^9$/L。B 超:宫内妊娠单活胎,BPD 8.5 cm,FL 6.3 cm,AFV 5.3 cm,胎盘前壁,钙化度 Ⅰ 度,脐绕颈 1 周。

诊断:孕 1 产 0,宫内妊娠 39^{+2} 周,单活胎,LOA 先兆临产。拟行"胎儿阴道自行分娩手术"。

请你为患者摆放适合的手术体位。

【实训目的】

1. 能够复述截石位的适应证、摆放方法和注意事项。

2. 能够根据手术部位的不同和手术要求正确安置手术体位。

3. 具有无菌观念、严谨的工作态度及团队合作能力。

4. 具有爱伤观念、良好的沟通技巧。

【护理评估】

1. 健康史:患者的一般情况、既往史、家族史等情况。

2. 身体状况:患者的生命体征是否平稳,宫缩情况、胎心监护情况等。

3. 心理-社会状况:患者对疾病的认知程度,对手术有何顾虑和思想负担;了解亲友对患者的关心、支持程度,家庭对手术的经济承受能力。

【实施操作】

1. 操作流程见表 1-15。

表 1-15　安置截石位的操作流程

简要流程	操作要点
自身准备	1. 素质要求　着装整洁,语言柔和,举止端庄
	2. 核对(两人)　执行单及医嘱,签名
评估	1. 病情　患者信息核对无误,评估病情、意识、合作程度和心理状态
	2. 治疗情况　既往史、用药史及家族史
	3. 局部　患者背部、臀部皮肤情况
操作前准备	1. 环境　操作环境符合要求,手术床及其附件性能良好、清洁干燥
	2. 护士　按手术部(室)要求规范着装,戴好帽子、口罩,摘除饰品,修剪指甲,指甲长度不超过指尖,无佩戴人工指甲或涂指甲油;洗手
	3. 用物　头枕 1 个、软垫 3 个、截石位腿架 2 个、托手板 1 个、约束带 3 ~ 4 根、肩托 1 个、手消毒液等

续表1-15

简要流程	操作要点
操作过程	1.核对解释 核对患者姓名、床号和腕带信息,说明截石位的目的、操作过程及操作过程中可能出现的不适,使患者能积极配合
	2.环境准备 操作环境符合要求,手术床及其附件性能良好、清洁干燥
	3.患者准备 (1)再次核对,将其安置于手术床上取仰卧位,在麻醉前协助患者下移,使骶尾部靠近手术床背板边缘,为患者盖被保暖,保护患者隐私。在近髋关节平面放置截石位腿架 (2)实施麻醉前,协助患者将腿部放置于腿架上,体验腿架安全舒适高度
	4.再次调整体位 麻醉成功,各项准备工作完成后,在麻醉医师和手术医师的共同配合下,根据手术需要将患者臀部移至手术床背板下缘的合适位置,必要时,臀部下方垫软垫,以减轻局部压迫,便于手术操作
	5.固定下肢 (1)两腿屈髋、屈膝分别置于腿架上,腘窝处垫长方形软垫,双下肢外展<90°,大腿前屈的角度根据手术需要而改变 (2)约束带固定小腿,松紧适宜 (3)放下或取下手术床腿板
	6.固定上肢 上肢置于身体两侧,中单固定;如果上肢需外展,置于托手板上时不超过90°,并用约束带固定。当需要头低脚高位时,可加用肩托,以防止患者向头端滑动
	7.再次核对患者信息
操作后	1.整理 减少皮肤暴露,注意保暖,整理床单位
	2.检查 再次检查体位安置是否符合上述要求,各生命体征监测导线及液体通路连接是否正常
	3.用物处理 分类处理用物
	4.洗手记录 (1)洗手:洗手、摘口罩 (2)记录:患者体位安置时间

2.注意事项

(1)避免患者身体直接接触金属物品。

(2)腿架托住小腿及膝部,必要时腘窝处垫软垫,防止损伤腘窝血管、神经及腓肠肌。

(3)小腿不可外旋,固定小腿的约束带不可过紧,防止腓总神经受压。

(4)手术中防止重力压迫膝部。

(5)手术结束复位时双下肢应分别单独缓慢复位,防止因回心血量减少引起低血压。

【操作测评】

安置截石位的评分标准见表1-16。

表1-16 安置截石位的评分标准

项目		自评、互评、师评要点	评分	得分
自身准备 (4分)		(1)仪表端庄,语言柔和	2	
		(2)核对患者信息	2	
评估 (10分)		(1)环境安全,符合要求	2	
		(2)手术床及其附件处于功能状态,手术床周围环境适宜	3	
		(3)用物呈备用状态	2	
		(4)患者病情、意识、合作程度和心理状态	3	
操作前准备 (9分)	环境	环境清洁、操作台清洁、室温适宜	2	
	护士	洗手、戴帽子、戴口罩正确	2	
	用物	根据手术方式和患者体型选择用物	5	
操作过程 (51分)	核对 (5分)	再次核对患者信息	5	
	体位安置 (46分)	(1)近髋关节平面放置截石位腿架	8	
		(2)实施麻醉前,协助患者腿部放置于腿架,体验腿架安全舒适高度	8	
		(3)根据手术需要将患者臀部安置正确	10	
		(4)下肢安置正确	5	
		(5)约束带固定小腿正确	5	
		(6)上肢安置正确	8	
		(7)再次核对患者信息正确	2	
操作后(11分)		(1)减少皮肤暴露,注意保暖,整理床单位	5	
		(2)用物处理恰当	2	
		(3)洗手、摘口罩正确	2	
		(4)记录方法准确	2	
评价 (15分)		(1)动作规范,顺序正确	5	
		(2)符合节力原则	4	
		(3)主动与患者沟通,体现以患者为中心的护理人文关怀	4	
		(4)操作时间<10 min	2	
关键缺陷		无人文关怀,无沟通,无安全意识,查对不严		
总分			100	

【测一测】

1. 截石位易受压的部位不包括

　A. 枕部　　　　　　　B. 腘窝　　　　　　　C. 膝部

　D. 骶尾部　　　　　　E. 肩胛部

2. 不适合截石位的手术是

　A. 肛门手术　　　　　B. 直肠手术　　　　　C. 胰腺手术

　D. 膀胱镜手术　　　　E. 产妇分娩手术

3. 符合截石位摆放要求的是

　A. 臀部下方不可添加软垫以增加臀部高度

　B. 臀部置于距手术床背板下缘 15 cm 处

　C. 腘窝处应加软垫,防止损伤腘窝血管、神经及腓肠肌

　D. 手术结束复位时,双下肢应一起快速放下,以免引起低血压

　E. 截石位需要头低脚高位时,可以不用肩托防止身体向头端移位

【知识拓展】

充气式高分子凝胶体位垫设计与应用

截石位是常见的手术体位,属于头高脚低式,麻醉起效后,患者全身肌肉松弛,加上交感神经阻滞、血管扩张、手术时间过长、血液流动受阻、局部受压时间长等因素影响,易出现血流动力学改变以及下肢静脉压迫风险,损伤神经。受患者体位、体重等因素影响,易造成消毒范围不够、铺巾无法有效跨越无菌区域,增加护士腰部、手部受伤风险,护士无法抬起患者臀部等现象,增加压疮发生率,不利于患者术后恢复。

在手术过程中应用充气式高分子凝胶体位垫抬高患者臀部,能减轻受压,为手术室护理工作提供便捷,在压疮发生率改善、血流动力学稳定等方面也有较好优势。具体有以下几点。

(1)抬高患者臀部,让下肢尽量与心脏保持在同一水平线,使其血压更加平稳,良好地稳定血流动力学指标。

(2)柔软的体位垫能有效减少皮肤摩擦,保护患者受压部位,避免血管、皮肤、肌肉长时间的压迫,对血流动力学改善有积极影响。

(3)能分解局部压力,扩大受力面积,具有弹性的体位垫可以显著缓冲压力,保护臀部组织,降低压疮风险,减少疼痛。

(4)臀部抬高,为消毒和铺巾提供便利。

(刘　晓)

实训三 手术区皮肤准备

【情景导入】

患者男,65 岁。以"黑便 1 个月"为主诉入院。现病史:1 个月前无明显诱因出现黑便,伴食欲缺乏、乏力。伴轻度胸闷,无腹痛、腹胀,不伴恶心、呕吐,无发热、寒战,无腹胀、腹泻,无气喘、呼吸困难。胃镜检查提示:胃癌。既往史:既往体健,否认糖尿病、高血压、冠心病病史;无肝炎、结核病史;无输血史、献血史;无手术外伤史;无药物、食物过敏史。家族史:父母已故(父亲因肝硬化去世,母亲胃癌去世)。

体格检查:T 36.5 ℃,P 89 次/min,R 18 次/min,BP 127/58 mmHg。发育正常,营养中等,神志清楚,精神可,步入病房,自主体位,查体合作,完善术前相关检查。

术前诊断:胃占位(胃癌?)。拟进行"胃大部切除术"。

你作为器械护士,请协助第一助手完成术区消毒铺巾。

【实训目的】

1. 能够复述手术区皮肤准备的目的、操作要点、注意事项。

2. 能够熟练完成手术区皮肤准备。

3. 能够根据不同部位和手术方式进行手术区消毒铺单。

4. 具有无菌观念、严谨的工作态度及团队合作能力。

【护理评估】

1. 健康史:患者的健康史、家族史和输血史等。

2. 身体状况:患者病情、生命体征、手术缓急等。

3. 心理-社会状况:患者对疾病的认知程度,对手术有何顾虑和思想负担;了解亲友对患者的关心、支持程度,家庭对手术的经济承受能力。

【实施操作】

1. 操作流程见表 1-17。

表 1-17 手术区皮肤准备的操作流程

简要流程	操作要点
自身准备	1. 素质要求 着装整洁,语言柔和,举止端庄
	2. 核对(两人) 执行单及医嘱,签名

续表 1-17

简要流程	操作要点
评估	1. 病情　患者病情、生命体征等
	2. 患者情况　患者年龄、手术部位、手术缓急等
	3. 局部　检查手术区域皮肤的清洁程度、有无破损及感染,毛发是否需去除
操作前准备	1. 环境　净化空调处于开启状态,周围宽敞、明亮
	2. 护士　器械护士洗手、戴口罩、穿无菌手术衣、戴无菌手套、铺无菌器械台
	3. 用物　无菌纱布或棉球、碘伏、治疗碗、有齿持物钳、无菌手术衣、无菌手套、麻醉架、无菌巾 4 块、布巾钳 4 把、手术中单 2 块、手术洞单 1 块、治疗车
操作过程	1. 核对解释　核对患者床号、姓名和腕带信息,解释操作目的和意义、操作过程及操作过程中可能出现的不适,消除患者的恐惧心理 手术区皮肤准备的目的:杀灭手术切口及其周围皮肤上的病原微生物,减少手术部位感染
	2. 环境准备　关闭门窗,室温调节至 21～25 ℃
	3. 患者准备　根据不同的手术要求,安置相应体位,原则是有利于手术施行。常用体位有平卧位、颈仰卧位、俯卧位、乳房手术平卧位、胸部手术卧位、肾手术侧卧位、腰椎手术卧位、膀胱截石位等
	4. 手术区皮肤的消毒铺巾 (1)第一助手在手臂消毒后,在未穿手术衣及戴手套前执行,消毒者从器械护士手中接过盛有浸蘸碘伏的棉球或纱布的治疗碗与有齿持物钳 (2)用 2 把持物钳夹折叠的纱布,蘸碘伏涂擦于患者手术区皮肤 (3)第一遍消毒由手术区中心开始,从上到下,从左到右,向周围皮肤无遗漏地均匀涂碘伏 (4)同法消毒第二遍,但消毒范围小于前一遍,完成消毒过程 (5)皮肤消毒完毕,铺无菌巾。器械护士将第 1 块无菌巾折边的 1/3 向着第一助手,第一助手接第 1 块无菌巾,盖住切口的下方 (6)第 2 块无菌巾盖住切口的上方 (7)第 3 块无菌巾盖住切口的对侧 (8)第 4 块无菌巾折边朝向器械护士自己递给第一助手,铺自身侧 (9)器械护士递 4 把布巾钳,第一助手将治疗巾的 4 个交叉角分别用布巾钳固定 (10)在铺无菌巾和夹好布巾钳的基础上,再铺手术中单,原则上先铺足端,再铺头端 (11)最后铺手术洞单,将手术洞单的孔洞正对切口放置,向上向上展开,盖住麻醉架,下端遮盖过患者足端,手术洞单两侧都应下垂至手术台边缘至少 30 cm 注意:常用消毒方法有两种。①环形或螺旋形消毒:用于小手术消毒,清洁的手术由手术中心环形向四周涂擦,污染或感染伤口以及肛门等处皮肤的消毒,消毒方向为由手术区周围向中心消毒。②平行消毒:用于大面积消毒,由中间向两侧对称性涂擦消毒
操作后	1. 整理用物　分类处理用物
	2. 洗手记录　洗手、摘口罩、记录

2. 注意事项

(1)消毒剂:目前国内普遍使用碘伏作为皮肤消毒剂。碘伏属中效消毒剂,可直接用于皮肤、黏膜和切口消毒。

(2)消毒方法:用碘伏涂擦患者手术区域至少2遍。对婴幼儿皮肤、面部皮肤、口鼻腔黏膜、会阴部手术消毒一般采用0.5%安尔碘。植皮时,供皮区用75%乙醇消毒3遍。

(3)消毒范围:包括手术切口周围15~20 cm的区域,如有延长切口的可能,应扩大消毒范围。

(4)消毒原则:①以手术切口为中心向四周涂擦;②感染伤口或肛门会阴部皮肤消毒,应从外周向感染伤口或会阴、肛门处涂擦;③已接触污染部位的药液纱球不能回擦。

【操作测评】

手术区皮肤准备的评分标准见表1-18。

表1-18 手术区皮肤准备的评分标准

项目		自评、互评、师评要点	评分	得分
自身准备 (4分)		(1)着装整齐,戴口罩、帽子	2	
		(2)举止大方,不佩戴饰物,不涂指甲油,修剪指甲,外科刷手完成	2	
评估 (9分)		(1)患者病情、生命体征等	3	
		(2)患者年龄、手术部位、手术缓急等	3	
		(3)手术区皮肤是否有破损或感染,毛发是否需去除	3	
操作前准备 (7分)	环境	净化空调处于开启状态,周围宽敞、明亮	2	
	护士	洗手、戴口罩正确	2	
	用物	用物准备齐全、准确	3	
操作过程 (64分)	核对解释 (2分)	再次核对,目的、方法解释正确	2	
	环境 (2分)	(1)环境清洁,温度湿度适宜	1	
		(2)注意保护患者隐私	1	
	消毒铺巾准备 (2分)	穿无菌手术衣、戴无菌手套,铺好无菌器械台,准备好盛有浸蘸碘伏的棉球或纱布的治疗碗与有齿持物钳	2	

续表 1-18

项目		自评、互评、师评要点	评分	得分
操作过程 (64分)	消毒铺巾 (58分)	(1)核对患者信息,患者体位摆放正确	2	
		(2)检查无菌包,打开无菌包正确	2	
		(3)传递无菌消毒碗正确	4	
		(4)第1遍消毒皮肤正确	5	
		(5)第2遍消毒皮肤正确	5	
		(6)铺第1块无菌巾正确	5	
		(7)铺第2块无菌巾正确	5	
		(8)铺第3块无菌巾正确	5	
		(9)铺第4块无菌巾正确	5	
		(10)用布巾钳固定无菌巾正确	5	
		(11)铺第1块手术中单正确	5	
		(12)铺第2块手术中单正确	5	
		(13)铺手术洞单正确	5	
操作后(8分)		(1)妥善安置患者	2	
		(2)用物处理恰当	2	
		(3)洗手、摘口罩正确	2	
		(4)记录方法准确	2	
评价 (8分)		(1)无菌单铺置平整	2	
		(2)护士操作熟练,符合操作程序,全程无污染	2	
		(3)用物处理符合要求	2	
		(4)操作时间<10 min	2	
关键缺陷		违反无菌操作原则		
总分			100	

【测一测】

1.手术区皮肤消毒范围是以手术切口为中心,向周围延展到

  A. 5~10 cm 的区域   B. 10~15 cm 的区域   C. 15~20 cm 的区域

  D. 20~25 cm 的区域   E. 25~30 cm 的区域

2.手术区皮肤常规消毒的正确方法

  A. 用碘伏消毒2遍

  B. 会阴部用碘酊消毒

  C. 消毒范围与备皮范围一致

  D. 消毒范围超过手术切口 15 cm

    E.碘酊消毒后,用95%乙醇脱碘

3.切口处无菌单至少铺置

    A.2 层   B.3 层   C.4 层

    D.5 层   E.6 层

4.手术洞单下垂至少

    A.15 cm   B.20 cm   C.25 cm

    D.30 cm   E.35 cm

【知识拓展】

手术室的发展

1.第一代手术室(简易型手术室):外科学的发展带动了灭菌法和消毒法的发展。19 世纪,麻醉学问世,首例麻醉下的手术诞生于 1846 年的美国一位牙科医生。

2.第二代手术室(分散型手术室):20 世纪初,近代手术学的普及推动了手术室的发展,每个诊疗科室都建有手术室,以分散的形式存在于医院内。根据不同科室的需要,专科手术室内配置有相应的医疗器械。

3.第三代手术室(集中型手术室):20 世纪中期以来,手术室由分散存在的形式逐渐转变为集中形式。1937 年在法国巴黎召开的万国博览会展示了集中型手术室,现代模式的手术室正式创立。

4.第四代手术室(洁净手术室):随着医院感染管理工作迅速发展,手术室作为医院感染管理的重点,引起了医院管理者的重视,要求医务人员提高技术水平,组织合理的工艺流程及严格的消毒程序。虽然对手术前对手术室内及各类器械进行了严格的消毒灭菌,但由于细菌附着在空气尘埃粒上,很难被杀灭,因此,要控制外源性的感染很困难。为建立洁净的手术环境,洁净手术室采用现代空气洁净技术,组织科学的气流形式,对手术室内的空气进行循环过滤,除去空气中的尘埃和微生物,为手术提供了洁净的环境。现代空气洁净技术的使用明显降低了术后感染率,提高了手术质量,操作简便,消毒灭菌时间较短,提高了手术室利用率,是手术室消毒灭菌技术的一次革新。洁净手术室的出现是医学技术同工程技术相结合的一项成果,是手术室发展过程中的重大进步。

5.第五代手术室(数字化手术室):随着科技进步,设备的数字化功能不断提升,设备功能更加优化,更符合手术需要,更适合现代手术技术和手术室操作规定的要求。数字一体化手术室解决方案可以帮助医护工作人员在无菌区内通过触摸显示屏或在消毒区通过操作平台轻易地控制手术室内的所有设备,并与医院内的信息网络连成一体,从而共享影像和数据,并通过视音频系统与外界进行交互式交流。

(李 馨)

实训四

常用手术器械识别与传递

【情景导入】

患者女,25 岁。以"停经 9 个月余,阴道见红半天"为主诉入院。现病史:平时月经规律,5/28 d。孕 4 个月余自觉胎动良好至今,孕期定期围保,NT、唐筛、四维彩超、OGTT 未见明显异常。半天前出现阴道少量出血,色暗红,偶有宫缩,无阴道流液。既往史:3 年前因胎儿"臀位"于当地医院行"子宫下段剖宫产术",无高血压、心脏病病史,无糖尿病、脑血管疾病病史,无肝炎、结核、疟疾病史,预防接种史不详,无外伤、输血史,无食物、药物过敏史。

产科检查:宫高 46 cm,腹围 110 cm,胎心 140 次/min,阴道少量出血,色暗红,偶触及宫缩,未见阴道流液。内诊见宫口未开,宫颈管长约 1.0 cm,质硬。S-2,双侧坐骨棘平伏,棘间径约 10 cm,骶凹弧度适中,骶尾关节无明显上翘。辅助检查:胎儿彩超示宫内孕,单活胎,头位,胎儿脐绕颈 2 周。胎盘功能 I 级(双顶径 98 mm,头围 340 mm,股骨径 71 mm,腹围 349 mm,羊水指数 155 mm,胎心率 140 次/min,脐动脉 S/D 1.9)。入院后给予间断吸氧、左侧卧位改善胎盘氧供,监测胎心、胎动情况,完善相关检查。

诊断:①先兆临产;②宫内孕 38^{+4} 周;③瘢痕子宫;④G_2P_1。今拟行"子宫下段剖宫产术"。

作为器械护士,请你做好器械准备和传递工作。

【实训目的】

1. 能够识别常用的手术器械。

2. 能够复述常用器械的结构特点和基本性能,防止发生职业暴露。

3. 能够正确使用常用手术器械和传递器械。

4. 具有无菌观念、严谨的工作态度及团队合作能力。

5. 具有爱伤观念,做好人文关怀。

【护理评估】

1. 健康史:患者的既往史和一般情况。

2. 身体状况:患者和胎儿的健康情况。

3. 心理-社会状况:患者对剖宫产的认知程度,对手术有何顾虑和思想负担;了解亲友对患者的关心、支持程度,家庭对手术的经济承受能力。

【实施操作】

1. 操作流程见表 1-19。

表 1-19　常用手术器械识别与传递的操作流程

简要流程	操作要点
自身准备	1. 素质要求　着装整洁,语言柔和,举止端庄
	2. 核对(两人)　执行单及医嘱,签名
评估	1. 病情　评估病情、意识、合作程度和心理状态
	2. 治疗情况　既往史、用药史及家族史
	3. 局部　全身皮肤情况
操作前准备	1. 环境　净化空调系统处于开启状态,周围宽敞、明亮
	2. 护士　器械护士穿无菌手术衣、戴无菌手套、铺置无菌器械台,检查器械的完整性和功能
	3. 用物　剖宫产器械包(窥器 1 个、弯盘 1 个、活检钳 1 把、指示卡 1 个、卵圆钳 1 把、治疗巾 1 块、宫颈钳 1 把、包布 1 块、缝合包 1 套)、无菌敷料包、无菌手术衣包、无菌持物钳包、器械车、手术刀片、刀柄,以及其他无菌物品、器械托盘、麻醉架、利器盒、医疗废物装放容器、手消毒液
操作过程	1. 环境准备　环境干净整洁明亮,适合操作
	2. 安装手术刀片及传递手术刀
	(1)左手握刀柄,右手用持针器夹持刀片前段背侧,将刀片与刀柄槽相对,轻轻用力使刀片嵌入刀柄槽内
	(2)传递手术刀时,采用无接触式传递法,将手术刀放在弯盘内,传递给术者
	3. 安置头部　麻醉成功、各项准备工作完成后开始安置体位。头部垫高度适宜的头枕,使头和颈椎处于中立位置
	4. 手术镊的传递　手握手术镊夹端,闭合开口,直立式传递,术者握住手术镊中上部
	5. 手术钳和手术剪的传递
	(1)拇指和其余 4 指分别握手术钳前 1/3 处,将柄端进行传递
	(2)拇指和其余 4 指分别握手术剪的中部,将柄端进行传递
	6. 拉钩的传递　右手握住拉钩前端,将柄端水平传递给术者
	7. 针线的准备和持针器的传递
	(1)右手拿持针器,用持针器开口处的前 1/3 夹住缝针的后 1/3
	(2)将持针器交至左手,右手两指捏住缝线前端,将缝线穿入针孔
	(3)顺势将线头拉出针孔 1/3 后,反折合并缝线卡入持针器前 1/3
	(4)右手捏住持针器的中部,利用腕部运动,力度适当,将柄环拍打在术者掌心
	8. 刀片的拆卸　左手握刀柄,右手用持针器夹住刀片的尾端背侧,向上轻抬,刀尖对着器械台,将刀片推出刀柄槽
操作后	1. 整理　医疗废物分类处置,将刀片、缝针及其他利器弃置于利器盒内,其他一次性物品弃置于医疗废物装放容器内
	2. 检查　再次核对手术器械的数量
	3. 用物处理　分类处理用物
	4. 洗手记录
	(1)洗手:洗手、摘口罩
	(2)记录:手术中使用器械的数量和种类

2. 注意事项

（1）避免患者身体直接接触手术床、麻醉架、器械托盘等金属物品。

（2）保持患者身体各关节处于功能位置。

（3）患者长时间受压的部位要做好压力性损伤防护。

（4）安装刀片时，应使用持针器夹持安装，切不可徒手操作，以防割伤手指。

（5）传递手术刀时，传递者应握住刀柄与刀片衔接处的背部，将刀柄尾端送至术者的手里，不可将刀刃指着术者传递，以免造成损伤。

（6）无论哪一种持刀法，都应以刀刃突出面与组织呈垂直方向，逐层切开组织，不要以刀尖部用力操作，执刀过高控制不稳，过低又妨碍视线，高度要适中。

（7）若使用手术刀切除了肿瘤组织，不可用于其他部位的切除。

（8）结构上组织剪的刀较薄，线剪的刀较钝厚，使用时不能用组织剪代替线剪，以免损坏刀刃，缩短剪刀的使用寿命。

（9）血管钳在代镊使用时不宜夹持皮肤、脏器及较脆弱的组织，切不可扣紧钳柄上的轮齿，以免损伤组织。

（10）操作过程中注意无菌原则，镊子在使用过程中不可倒置，以免液体倒流。

（11）操作过程中预防职业暴露。

【操作测评】

常用手术器械识别与传递的评分标准见表1-20。

表1-20 常用手术器械识别与传递的评分标准

项目		自评、互评、师评要点	评分	得分
自身准备 （4分）		（1）仪表端庄，语言柔和	2	
		（2）核对患者信息	2	
评估 （10分）		（1）环境安全，符合要求	2	
		（2）手术床及其附件处于功能状态，手术床周围环境适宜	3	
		（3）用物呈备用状态	2	
		（4）患者病情、意识、合作程度和心理状态	3	
操作前准备 （9分）	环境	净化空调系统开启，周围宽敞、明亮	2	
	护士	洗手、戴帽子、戴口罩	2	
	用物	将用物按使用的先后顺序合理摆放于推车上，推至手术床尾	5	

续表1-20

项目		自评、互评、师评要点	评分	得分
操作过程 (51分)	核对解释 (5分)	再次核对,目的、方法解释正确	5	
	安装及 传递器械 (46分)	(1)刀片安装正确	6	
		(2)将手术刀放在弯盘里传递	6	
		(3)手术镊传递正确	6	
		(4)手术钳握法和传递正确	5	
		(5)拉钩传递正确	6	
		(6)持针器和穿缝线方法正确	5	
		(7)穿入缝线的针和持针器传递正确	6	
		(8)刀片推出刀柄槽方法正确	6	
操作后(11分)		(1)医疗废物分类处置,将刀片、缝针及其他利器弃置于利器盒内,其他一次性物品弃置于医疗废物装放容器内,并清点用物数量	9	
		(2)记录方法准确	2	
评价 (15分)		(1)操作熟练,符合操作程序	3	
		(2)操作全程无污染	3	
		(3)传递有柄环的器械时拍打力度适当	3	
		(4)术者接过器械无须调整便可使用	3	
		(5)无锐器伤发生	3	
关键缺陷		锐器伤的发生		
总分			100	

【测一测】

1. 关于器械传递正确的是
   A. 将手术刀放在弯盘里传递
   B. 右手握住拉钩前端,将柄端垂直传递
   C. 手握手术镊夹端,闭合开口,垂直传递
   D. 右手捏住持针器前端1/3,将柄环拍打在术者掌心
   E. 拇指和其余4指分别握住手术剪后端1/3处,将柄环拍打在术者掌心

2. 器械护士传递器械的方法不正确的是
   A. 缝线用手托住　　　　B. 轻击者手掌　　　C. 手术刀刀锋朝下
   D. 弯剪、弯钳弯曲部向上　　　　E. 任何器械将柄端传给术者

3. 正确的执刀方式有哪几种?分别用于哪种情况?

4. 持针钳和血管钳有哪些区别?

【知识拓展】

1.普通手术刀 强调普通手术刀的使用技巧,是因为目前很多外科医生过多地依赖于先进的电子器械却忽略了传统手术刀在外科手术中的重要作用,而只有在"划皮"时才想到它。其实传统手术刀经过历史的演变,已经非常成熟,大圆刀、小圆刀、尖头刀、锐性手术刀、钝性手术刀等每种手术刀依据形状、大小的不同,都有不同的使用范围。普通手术刀始终是外科手术过程中不可或缺的工具,能否熟练使用手术刀,反映了外科医生的基本技能,也直接影响手术的效果。例如在恶性肿瘤清扫根治手术中,熟练使用小圆刀可以明显提高淋巴结和脂肪组织的清扫速度和效果,而且可以避免电刀引起组织损伤、脂肪液化等问题。所以,不能忽视普通手术刀在外科手术中的重要作用。

2.高频电刀(单极或双极) 高频电刀问世以来为外科手术的发展做出了巨大贡献,结合切开和止血功能的高频电刀大大缩短了手术的时间,提高了手术效率。高频电刀分单极和双极两种。应采用可按体型弯曲的导电硅胶作回路电极。使用中应注意避免导电硅胶电极反复使用,特别是防止回路电流流经心脏。电刀每次激活时间应尽可能短;切割应准确无误,避免同一部位反复切割;止血应暴露术野,做点凝,避免钳夹大块组织电灼;禁忌接触吻合器钛钉;使用硫柳汞酊或安尔碘等易燃液消毒皮肤时,必须干燥后方可使用电刀;电刀可能会干扰起搏器。

(刘 晓)